D1994975

Walter Köster

DIE LOGIK DER GANZHEIT

Widmung

Dieses Buch ist dem Mentor des Autors, dem Quantenphysiker und Philosophen Prof. Dr. Carl Friedrich Freiherr von Weizsäcker, in großer Dankbarkeit gewidmet.
Er prägte das Denken des Autors väterlich beratend mit unerbittlichem Drang nach Wahrheit ohne Ansehen der Person. In ihm wird Wissenschaft zu einem tiefen Reifungsprozess des Menschen.

Weizsäcker schreibt, als habe er nicht nur die Physiker, sondern auch die Mediziner in ihrer Krise aufmuntern wollen:
„Die wahre Aufgabe einer Trauerarbeit ist, die Verdrängung des Schmerzes aufzuheben, des Schmerzes, den der Verzicht auf Vertrautes notwendigerweise mit sich bringt. Der verdrängte Schmerz hindert das Bewusstsein daran, sich für das Geschenk zu öffnen, dessen Annahme eben an die Bedingung geknüpft ist, auf jene vertrauten Beruhigungen zu verzichten.“ (1)

Dank

auch den Physikern Dr. Stefan Weiss, Frankfurt, und Prof. Herbert Klima, Wien, die aus ihrem Fachgebiet sehr fruchtbare Anregungen und Erläuterungen gegeben haben.

Walter Köster

DIE LOGIK DER GANZHEIT

Wie die Quantenlogik die Medizin verändert

ISBN-13: 978-84-611-3737-4

Verlag Medicina Quantica de España S. L., Spanien
www.medicina-quantica.de

© 2006 Prof. Dr. med. Walter Köster, Frankfurt am Main
Quantum Logic Medicine
www.quantum-logic-medicine.de

Web- und Einbanddesign
York Keyser, Salzburg
www.tegilbor.com

Herstellung
Datenbearbeitung & Druckservice, 63486 Bruchköbel
www.daten-service.de

Alle Rechte vorbehalten.
Nachdruck, auch auszugsweise, verboten.
Kein Teil dieses Werkes darf ohne schriftliche Einwilligung durch den Autor in irgendeiner Form (Fotokopie, Mikrofilm oder ein anderes Verfahren), auch nicht für Zwecke der Unterrichtsgestaltung, reproduziert oder unter Verwendung elektronischer Systeme verarbeitet, vervielfältigt oder verbreitet werden.

INHALTSVERZEICHNIS

ZEICHENERKLÄRUNG

Zahlen in () : Quellen.
(siehe ...) : Nummern erläuternder Kapitel.
- : Schrittweise Entwicklung eines Gedankenprozesses. Jeder Schritt ist hier Voraussetzung des nächsten.

► : Gegenüberstellung zweier gegenläufiger Gedanken als eine quantenlogisch grundlegende Konstellation (siehe 13.4).

Lavendelfarbene Absätze : Definitionen oder Sätze der Logik.
Blau unterlegte Absätze : Erläuterung.
Einrahmung : Beispiel.
|| Doppelte Linie : Hinweis.
| Einfache Linie: Begleitkommentar am Kapitelende.

0. Logik der Handlung

Um die Logik einer Handlung zu beurteilen, teilen wir diese in Schritte ein. Die Folgerichtigkeit der einzelnen Schritte zueinander in Bezug auf das Ziel der Handlung ist der Parameter, nach dem wir die Handlung und damit deren immanente Struktur logisch nennen.

Eine Logik zergliedert also eine Handlung, um die gewonnenen Glieder nachfolgend wieder sinnvoll zu ordnen. Schrittweise spiegelt sie damit die Handlung. So gesehen ist Logik eine in sich schlüssige, ordnende Struktur, die sich in einer sinnvollen Handlung einerseits verbirgt und sich doch gerade dadurch in ihr offenbart. Dabei ist diese Struktur speziell für das Erreichen des Sinns und Ziels dieser Handlung logisch. Je abstrakter das Ziel, umso breiter anwendbar wird die Logik.

Die Struktur einer Handlung bestimmt aber nicht nur, ob die Handlung schlüssig und sinnvoll, also logisch ist. Die Struktur begleitet auch die eine Handlung begleitende Wahrnehmung, damit die Handlung auch in der Realität und nicht nur virtuell sinnvoll wirkt.

- Wenn wir nach einem grünen Objekt fragen und fahnden,
- werden wir gezielt grüne Objekte in der Umgebung als Antwort auf unsere Fragestellung wahrnehmen und dafür beispielsweise die Wahrnehmung der Formen der Objekte vernachlässigen.

„Erst die Theorie entscheidet darüber, was man beobachten kann", beschreibt dieses Phänomen Albert Einstein (2).

- Sollte nämlich die Antwort der Umgebung einmal die Grenzen unserer vorgegebenen logischen, rationalen Struktur überschreiten,
- wird sie uns dadurch als irrational erscheinen
- und prompt als Fehlermeldung ausgeklammert werden.

Diesen Vorgang werden wir möglicherweise nicht einmal bemerken. Da Logik in der Regel nicht konkret bewusst ist, sondern sich im eigenen Tun als scheinbare Selbstverständlichkeit versteckt, was man paradigmatisch nennt, wird sie selbst ebenso wie ihre ausschließende Funktion nicht mehr bewusst wahrgenommen. Also werden wir nicht wissen, was wir heimlich ausklammern, wenn wir die uns eigene logische Struktur nicht tatsächlich bewusst entschlüsselt haben.

0.1 Hat sich die Quantenlogik in die Medizin verirrt?

Welcher Logik aber folgen wir? Welcher Logik folgt ein Arzt heute? Die Klassische Medizin ist immer noch so wie die Physik am Ende des 19. Jahrhunderts ganz wesentlich von der Klassischen Logik geprägt.

- Die Klassische Logik geht von strikt örtlich begrenzten, also nur lokalen Ereignissen aus. In der Technik bewährt sich das bestens.

Wird der Reifen eines Fahrrades plötzlich platt, bleiben Klingel und Pedal davon unberührt. Das Ereignis ist strikt auf den Reifen begrenzt, und nur er ist zu reparieren. Das Geschehen ist strikt lokal.

- In den biologischen Wissenschaften wirkt eine strikte Lokalbegrenzung aber nicht selten unpassend und gekünstelt. Zeigen sich hier doch immer wieder nichtlokale Ereignisse.

Jeder Gärtner weiß, dass eine Pflanze auf Zurückschneiden reagiert. Reaktiv treibt sie mehr.

- Doch wird die Pflanze nicht notwendig genau an der Stelle treiben, an der sie zurück geschnitten wurde.

- Sie reagiert vielmehr irgendwo an einem klassisch nicht vorher bestimmbaren Ort.
- Sie antwortet, aber nicht örtlich bestimmt.
- Entscheidend ist offenkundig die Antwort an sich und nicht deren Stelle.
- Die Pflanze als Ganzheit antwortet,
- nicht ein örtlich begrenzter Teil.

- Auch in der Medizin erweisen sich viele Aspekte als nichtlokal.

Will ein Arzt psychische oder andere zusammenhängende, also nicht auf ein lokales Geschehen begrenzte, funktionale Beschwerden eines Patienten strikt logisch formulieren, fehlen ihm oft die Worte. Die Begriffe der Medizin wollen hier nicht so recht passen. Das zeigt sich deutlich, wenn Patienten ihre körperlichen Empfindungen wie Gefühle und damit ineinander verwoben darstellen.

Wie soll der Arzt solche
- vernetzt berichteten Ganzheiten
- in logisch strikt getrennten Einzelschritten

beschreiben und definieren?

Dieses Phänomen beschränkt sich nicht etwa auf das Feld der Psyche. Lokal unbestimmte Beschwerden jeder körperlichen Art gehören hierzu. Man stelle sich beispielsweise vor, ein Patient berichte über einen immer wiederkehrenden, diffusen Druck wie eine wabernde Masse mehr im Mittelbauch, der auch, aber nicht sicher und nur hin und wieder ohne einen genauen Zeitpunkt nach oben links zieht, dort reißt und auch sticht wie ein Messer, vielleicht aber doch eher bohrt und dann irgendwie und irgendwann undefiniert versandend im Unterbauch landet. Dieser Druck mag dann vielleicht noch irgendwie mit dem Wetter zusammenhängen. Und sämtliche lokale Untersuchungen der Medizin erklären diesen Patienten für beispielhaft gesund.

In solchen Situationen schickt der Arzt den Patienten in der Regel unbehandelt nach Hause. Denn diese Beschwerde fällt durch das

Raster der Klassischen Medizin. Doch weiß fast jeder Patient über solch lokal unklare Beschwerden zu berichten, die dann, wenn sie kein Korrelat in der medizinischen Untersuchung zeigen, als funktional bezeichnet werden und wie herrenlos im Bauch, bzw. in der Medizin umherirren - und mit ihnen die Patienten. Die lokalfixierte Klassische Logik der Medizin kann ihnen jedenfalls kein Zuhause geben.

Natürlich haben wir Ärzte einen wissenschaftlichen Weg gefunden, mit dieser Lücke unserer Logik umzugehen. Wir bezeichnen solche nichtlokalen Zusammenhänge wissenschaftlich korrekt als „funktional“.

In einer für uns Ärzte nicht gut erträglichen Weise erlauben wir uns aber gleichzeitig mit dieser Titulierung, die gesamte zugehörige Symptomatik des Patienten ersatzlos aus unserem Denken und unserer wissenschaftlichen Therapie auszuschließen.

Tatsächlich können wir Ärzte dem Patienten mit dem Stellen der Diagnose „Funktionale Störung“ in der Regel nur noch Ratschläge auf der Ebene eines wohlmeinenden Nachbarn geben. Nichts zeigt sich hier mehr von der eben noch so hoch entwickelten Wissenschaft. Übrig bleiben meist ein eher sinnlos ermahnender Zeigefinger oder ein die Ratlosigkeit unterstreichender, sehr allgemein gehaltener Tipp.

- Wissenschaftlich ist das korrekt, denn unsere Logik und damit unsere Klassisch-medizinische Wissenschaft können solch zusammenhängende, funktionale Störungen nicht exakt erfassen. Ohne adäquate Logik wird der Arzt natürlich zum Laien.
- Ärztlich aber ist das auf Dauer nicht vertretbar. Ärztlich drängt alles auf eine Klärung dieses weißen Fleckens auf der Landkarte der Medizin.

Es fällt nicht schwer einzugestehen, dass die pflichtgemäße Erfüllung der ärztlichen Tipps oder Mahnungen, beispielsweise wieder einmal Urlaub zu machen, einen Patienten kaum dauerhaft von einer schweren funktionalen Störung befreien werden. Wir Ärzte überlassen ihn damit in wissenschaftlich erschreckender Hilflosigkeit seinem Schicksal. Wir erklären ihn schlichtweg für medizinisch gesund, da seine Störung doch nur funktionalen Charakter aufweise.

Dieser Ausschluss funktionaler Störungen aus der medizinischen Wissenschaft geschieht paradigmatisch, das heißt durch Einüben ritualisiert und höchstens teilbewusst. So wird dem Arzt die erbärmliche Hilflosigkeit seiner Wissenschaft in diesen Fällen oft gar nicht mehr bewusst.

Zwar bleiben wir Ärzte damit unserer Logik treu,
nicht aber der Wirklichkeit des Patienten!

Hier kollidiert
- die Logik des Arztes
- mit der Wirklichkeit seines „Objektes Patient“.

Das aber kann sich keine Wissenschaft auf Dauer erlauben, wenn sie Bestand haben will.

Dieses Vorgehen ruiniert, wie jeder Insider leicht feststellen kann, allzu häufig das Ansehen des Arztes in den Augen des Patienten. Verdeutlicht man sich, dass aus quantenlogischer Sicht alle Krankheiten - ohne Ausnahme - grundsätzlich funktionale Störungen sind, wird die Situation wissenschaftlich völlig unerträglich.

Durch die Ausgrenzung dieser Beschwerden und Patienten entsteht ein logisch blinder Fleck. Bleibt er unbemerkt, vermischen sich in diesem Niemandsland der Logiken fast unvermeidlich verschiedene vagabundierende Logiken. Das führt zu permanenten Widersprüchen und Graubereichen, wie sich am Beispiel des Werks des ansonsten genialen, ärztlichen Entdeckers der Homöopathie Samuel Hahnemann vor Augen führen lässt (3).

Ohne eine Theoretische Medizin, welche die eigene Logik herausarbeitet und abstrakt auf Schlüssigkeit überprüft, halten sich solche Fehler. Auch deshalb hat der Heisenberg-Schüler Carl Friedrich von Welzsäcker die Ärzte aufgefordert, „zum Teil noch bestehende alte Denkstrukturen einer strikten Trennung von Subjekt und Objekt“ zu überwinden (4).

Physiker kennen diese Problematik allzu gut. Als sie begannen, über nichtlokale Objekte der Quantenmechanik zu sprechen (5), versuchten sie, die Quantentheorie mit Begriffen der Klassischen Physik zu beschreiben. Mit diesen aber ließ sich die Quantentheorie trotz aller Bemühungen nicht begreifen (6).

Bei der Überwindung solch eingefahrener Denkstrukturen wird natürlich Pionierarbeit geleistet. Darin versucht sich auch dieses Buch. Ohne Fehler kann das kaum gelingen. Doch liegt gerade hierin auch eine beruhigende Chance. Aus Fehlern wird man klug, wie das geflügelte Wort lehrt. So versteht sich dieses Buch in der Medizin nur als ein erster Schritt. Ziel dieses Schrittes ist eine Logik, die den Menschen so sieht, wie er sich auch selbst begreift, als ein in sich fließend strukturiertes und sich strukturierendes Ganzes.

Das Einlassen auf eine Quantenlogik in der Medizin führt bereits heute zu einer zuvor ungeahnten Klärung primär quantenlogischer medizinischer Strukturen (3). Ärztinnen und Ärzte des Masters der Universität Sevilla sprechen zum Beispiel von einem „persönlichen Erdbeben“ und einem endlich „passenden Schlüssel zum Verständnis von allem Gelernten“ (7).

Es sieht so aus, als gebe diese Denkstruktur der Medizin die Chance, in ungeahnter Präzision ihr Objekt exakt bestimmen und damit langfristig endlich die Sicherheit einer Naturwissenschaft erreichen zu können. Wie immer in der Wissenschaft eröffnet sich der Blick auf einen zumindest langen Weg, bis sich aus einer quantenlogischen Grundstruktur eine entwickelte und gesicherte Theorie erhärtet (8, 9).

Dazu müssen wir uns trauen, bis in die Tiefe unserer gewohnten Denkstrukturen hinab zu steigen. Wir müssen dafür Altgewohntes hinterfragen, ohne die in der Medizin noch mehr als in der Physik übliche Scheu vor Revolutionärem.

Der unbedingte Wille zu einer wirklichen Heilung hilft auszuhalten, dass Strukturen ins Wanken kommen, die uns bisher eine scheinbar unerlässliche Stütze waren (1).

0.2 Quantenlogik - eine Chance nicht nur für die Medizin

Die in diesem Buch vorgestellte, medizinisch neue Struktur ist eine Quantenlogik. Carl Friedrich von Weizsäcker beschreibt für die Physiker,

- Quantenlogik sei eher ein Versuch,
- jenen Regeln Konsistenz und eine formale Definition zu geben,
- denen der Physiker stillschweigend folge,
- wenn er über Objekte der Quantenmechanik spreche (10).

In anderen Worten:
Quantenlogik versucht, immanente Strukturen aufzudecken, denen der Quantenphysiker unausgesprochen folgt. Nach der Lektüre dieses Buches dürfte wohl niemand mehr darüber staunen, dass diese ursprünglich physikalische Logik auch unausgesprochene Strukturen der Medizin aufdeckt.

- Denn Quanten sind Ganzheiten,
- Menschen aber auch.

Die Medizinische Quantenlogik will jenen immanenten Regeln eine strukturierte Form geben, denen der Arzt wie der Patient bei der Behandlung der Ganzheit „Mensch“ bisher stillschweigend folgen. Ursprung und Ziel einer Quantenlogik sind damit nicht sehr verschieden von denen der Klassischen Logik (5). Auch Quantenlogik will verborgene Strukturen des Handelns aufdecken (5), um sie diskutieren zu können.

Ist diese Logik stimmig, lassen sich für die Zukunft folgende Entwicklungsprozesse vorstellen:

- Die Logik könnte in sich immer stringenter werden, sodass ihre Sätze sich gegenseitig immer mehr bestätigen und damit immer logischer werden. Erfreulicherweise zeigt sich diese Entwicklung in den letzten Jahren.
- Gleichfalls sollten sich bisher unerklärliche und deshalb in der heutigen Wissenschaft vagabundierende Phänomene in den neuen logischen Strukturen verankern lassen. Das gelingt bereits bei den funktionalen Symptomen, aber auch bei Gesetzen der Homöopathie Samuel Hahnemanns (3).

Angewandt in der Klinischen Praxis sollte diese Quantenlogik weitere Begründung finden. Da der Aufbau der Grundstruktur einer Medizin auf dieser Basis und der zugehörigen Arzneien zwar erarbeitet ist, doch deren wissenschaftliche Ausarbeitung zum Zeitpunkt der Drucklegung dieses Buches in der Relation zur physikalischen Quantentheorie selbst noch in den Anfängen steckt, müssen hier die nächsten Jahre eine Antwort bringen.

- Erst eine wissenschaftliche Ausarbeitung der Medizin auf der Basis dieser sich ebenfalls weiter entwickelnden Logik,
- danach deren intensive Lehre und Ausbildung,

- schließlich deren zunehmend routinierte Anwendung
- wird eine sichere Antwort der medizinischen Wirklichkeit auf diese Quantenlogik ermöglichen.
- Sie wird zeigen, wo sich die Medizin grundlegend ändern wird.
- Dann erst kann auch an Statistiken gedacht werden, aber auch an andere, quantenlogisch zu erarbeitende Prüfstrukturen.

So ist diese Logik in der Medizin wenn auch nur ein Anfang, so doch ein Anfang. Die Fortsetzung ihrer Klärung wie Anwendung verfolgt ein bedingungsloses Ziel: Die Heilungsfähigkeit der Medizin an die Sicherheit der heutigen Physik heranzuführen (11).

Laien wie Wissenschaftler sind die Ansprechpartner dieses Buchs. Selbst wer aus Zeitgründen nur in kurzen Etappen lesen kann, ist eingeladen, in immer wieder kleinen Schritten zu einem doch zunehmenden Verständnis einer ganz anderen und, wie die Quantenlogik zeigt, fundamentaleren Sicht in der Medizin zu gelangen.

DER BEGLEITKOMMENTAR

Wenn Sie sich nun mit einer Logik befassen, sollte Ihnen alles ganz logisch erscheinen. Das Schöne an einer Logik ist, dass sie in sich klar ist wie ein Gebäude aus Glas, dessen Ecken und Enden man von überall einsehen kann.

Anfangs kann man wie bei jedem Bau die Fertigstellung kaum erwarten. Springen Sie trotzdem besser nicht gleich aufs Dach, der Unterbau könnte fehlen und das Dach könnte mit Ihnen einstürzen. Ziel einer Logik ist ein sicheres Gebäude, Stein auf Stein wie ein römisches Aquädukt. Bringen Sie sich also nicht um den Lohn der Logik, nicht um deren Sicherheit, indem Sie meinen, Sie könnten einen Schritt überspringen. Quantensprünge sind etwas anderes. Sie werden hier sehen, dass dieser Begriff oft falsch verstanden wird.

Wie alle Bauherren fangen wir ganz unten mit dem Bauplan an. Das wirft sofort eine Vorüberlegung auf: Brauchen wir überhaupt einen Bauplan? Brauchen wir eine so grundsätzliche Vorabklärung? Was gewinnen wir für diese Mühe?

A. Logik an sich

1. Wozu Logik?

1.1 Logik befreit aus Fehlern

Wenn zwei sich streiten, ...
dann lacht der Dritte.

- Warum ist das eigentlich so? Weil Streit fast immer Verlust bedeutet. Beide Streitenden verlieren zumindest Zeit und Aufmerksamkeit für etwas vielleicht Sinnvolleres. Das erspart sich der Dritte, sofern er sich aus dem Streit heraushält.
- Gibt es zwischen den beiden Kampfhähne aber tatsächliche Widersprüche, kann das Heraushalten auch ins Auge gehen. Bringt doch Aussitzen nicht immer eine Lösung mit sich. Dann ist eben doch ein Disput fällig. Wollen beide dem Dritten nicht allzu viel zu lachen geben, ist es gut, wenn sie auf einen Vierten zurückgreifen können.
- Dieser Vierte muss über der diskutierten Sache stehen. Dann kann er eine aus dem strittigen Problem abstrahierte, übergeordnete und damit für beide Seiten gültige Struktur erarbeiten. Anstatt wie der Dritte nur lachend zuzuschauen, nimmt er dafür ein Werkzeug zur Hand, die Logik.

> In einer Logik als übergeordneter, schlüssiger Struktur, in der sich zwei scheinbar inkompatible Seiten finden können, drückt sich die Gemeinsamkeit oder Ganzheit beider schlüssig aus. Wird sie beachtet, verliert keiner von beiden, sondern beide gewinnen.

Logik ist also etwas für Siegertypen oder solche, die es werden wollen. Kein Wunder, dass der Philosoph Aristoteles die Logik gerade in der Situation des Versagens für angezeigt hielt (12). Wer will schon versagen? Wohl niemand. Wir Ärzte schon gar nicht.

Sind wir doch für das Leben zuständig, ein unersetzliches Gut. Das verschafft uns einen mächtigen Erfolgsdruck. Aber so sehr wir uns bemühen, so enorm ist unser Misserfolg mit der Klassischen Medizin. 46% – mit einer erwarteten Steigerung auf 60 % (13) – aller Kranken einer Allgemeinpraxis sind laut Angaben der Weltgesundheitsorganisation tatsächlich von vornherein unheilbar.

Da darf man wohl gelassen von aristotelischem „Versagen“ sprechen und mit Aristoteles ein logisches Überdenken fordern. Unübersehbar klaffen in unserer Medizin Wirklichkeit und Wunschvorstellung unerträglich weit auseinander.

Wenn in anderen Bereichen, sei es bei Bäckern, Raketenbauern oder Taxifahrern, solche Fehlerwerte erreicht würden: Würde das auch so selbstverständlich hingenommen? Es ist schon erstaunlich, wie sehr man sich an das Defizit des Heilens in der Medizin gewöhnt hat.

Ein Patient (Beispiel 6) des Autors mit der Diagnose einer beginnenden Leukämie bei 20.000 weißen Blutkörperchen (x 10^9 pro Liter) musste etwa zwei Jahre warten, bis er so krank war, dass er 80.000 weiße Blutkörperchen (x 10^9 pro Liter) entwickelt hatte. In seinem zu Beginn noch leichten Zustand war er noch nicht sinnvoll zu behandeln. Er musste also erst noch kränker werden, um – nun mit chemischen Hochdosen – behandelt zu werden. Ist das logisch? Das ruft nach einer strukturellen Veränderung in unserer Medizin, um solch unsinniges Leiden zu verhindern.

Dieses Buch will

- aufzeigen, dass bereits logisch gesehen die Anwendung der Klassischen Logik in der Medizin nicht ausreichen kann,
- und dazu anregen, neue, spezifischer für die Medizin logische Strukturen zu erarbeiten.

DER BEGLEITKOMMENTAR

Das nach dem alten Bauplan der Klassischen Logik gebaute medizinische Wissenschaftsgebäude versagt – offiziell festgestellt von der WHO (13) – in einer für eine Wissenschaft dauerhaft untragbaren Weise. So ist eine grundlegende Renovierung seiner logischen Struktur gefordert.

Bis wie weit herunter aber muss die Renovierung reichen, damit das neue Gebäude der Logik nicht die Probleme des alten übernimmt? Wie tief liegen die Fehlerquellen im Mauerwerk der Logik der Klassischen Medizin?

1.2 Logische Fehler sind methodische Fehler

Das Desaster der enorm eingeschränkten Fähigkeit der Klassischen Medizin, wirklich zu heilen (13), trifft uns Mediziner auf dem linken Fuß. Es war eigentlich nicht zu erwarten. Gehen doch in Deutschland gerade die Mediziner dank des Numerus clausus aus den besten Abiturienten hervor. So kann das Problem der Medizin gewiss kaum in einer mangelnden Leistungsbereitschaft der Ärzte liegen. Der Grund ihres Versagens muss tiefer, heimlicher und von grundsätzlicher Natur sein.

Der legendäre Spatz von Ulm wollte mit einem Zweig quer im Schnabel durch einen engen Spalt fliegen. Das konnte ihm bei allem Bemühen nicht gelingen. Folglich musste der Spatz von der scheinbar natürlichen Methode, den Zweig quer im Schnabel zu halten, ablassen und auf eine ungewöhnlichere wechseln. Erst als er lernte, den Zweig im Schnabel längs zu stellen, hatte er Erfolg.

Manche Aufgaben lassen sich nicht lösen, weil der gewählte Lösungsansatz sich zwar primär anzubieten scheint, auf den zweiten Blick aber dem Problem dann doch prinzipiell nicht gewachsen ist. Dann ist alles weitere auch noch so eifrige Bemühen schlicht vergebens. Die Methode an sich muss abstrahiert und grundsätzlich, also logisch überdacht werden. Heute sehen wir Mediziner uns dieser wissenschaftlichen Forderung gegenüber.

Es muss uns gelingen, eine logische Brücke zu finden zwischen

- dem wissenschaftlich beschämenden Status quo (13)
- und dem unerlässlichen, unerreichten Ziel, sicher zu heilen.

Löst eine Wissenschaft ihren ursprünglichen Grundanspruch so wenig ein wie unsere Medizin, muss sie an einer fundamentalen Störung leiden. Eine Heilung der kranken Medizin ist also nur zu erwarten, wenn unterste logische Wurzeln mit einbezogen werden. In diesen untersten Gefilden treffen sich alle Wissenschaften. So bietet es sich an, nach Lösungsansätzen anderer Wissenschaften in ähnlich grundsätzlich schwieriger Lage zu fahnden.

DER BEGLEITKOMMENTAR

Bevor man baut, schaut man sich nach anderen Häusern um. Wie haben die Anderen ihre Probleme gelöst? Findet sich im weiten Land der Wissenschaften ein bereits umgesetzter logischer Bauplan, den die Medizin in weiten Teilen übernehmen könnte?

1.3 Logik und Ganzheit

In der Physik hat die neue Logik der Ganzheit ihre ersten fassbaren Konturen gezeigt. 1899 stellte Max Planck die physikalische Existenz zusammenhängender Ganzheiten fest, die er Quanten nannte. Daher wird eine Logik der Ganzheit als Quantenlogik bezeichnet (14).

Quanten oder Ganzheiten
- sind mehr als die Summe ihrer Teile.

Die Umkehrung dieser Eigenschaft lässt sich leichter verstehen:
- Zerfallen Ganzheiten in Einzelteile
- und werden damit nur noch eine Summe,
- geht ihnen etwas Wesentliches verloren.

- Ganzheit = Summe plus etwas Wesentliches.
- Summe = Ganzheit minus etwas Wesentliches.

Ärzte kennen diesen Verlust. Leben geht verloren, wenn man Lebendiges in seine Bestandteile zerlegt.

- Die Summe des lebendigen Organismus, beispielsweise die aus Kopf + Rumpf + Armen + Beinen, ist vor und nach Zerlegung in die Einzelteile die gleiche.
- Die Ganzheit aber ist danach nicht mehr fassbar und verloren. Der Mensch ist tot.

Bisher konnten Ärzte diesen Verlust logisch nicht fassen.
- Was ist Leben tatsächlich?
- Was genau ist dessen Verlust?

Tod ist mehr als nur eine Modulation des Lebens, mehr als eine von vielen chemischen Reaktionen. Jedem Menschen ist dies bewusst. Doch lässt sich dieser grundsätzliche Unterschied mit der Klassischen Logik nicht gut begründen.

Nicht erst Carl Friedrich von Weizsäcker, sondern bereits Physiker um Werner Heisenberg und Niels Bohr, die Urväter der Quantentheorie, ahnten bereits, dass Mediziner ebenso wie sie mit quantenlogischen Zusammenhängen konfrontiert würden (15).

So schreibt Niels Bohr: Wenn wir ... in der Lage sind, die Untersuchung der Funktionsweise

- der lebenden Dinge

soweit voran zu treiben

- wie die der atomaren Phänomene,

sollten wir kaum erwarten, dass wir auf andere Gesetzmäßigkeiten stoßen als bei der anorganischen Materie (16).

Dennoch überrascht es, wenn die Struktur der Logik des subatomaren Bereichs sich auch gerade in bisher unverständlich erscheinenden, menschlichen Prozessen zeigt.

DER BEGLEITKOMMENTAR

Man kann sich natürlich fragen, warum man nicht vorher in der Medizin auf diese Logik gestoßen ist. Die Antwort kommt aus der Geschichte. Auch die Medizin ist eingebunden in ihren eigenen historischen Prozess. Der primäre Erfolg der klassisch-logisch einen Störenfried ausschließenden Antibiotika hat das Denken in der Medizin tief und lange geprägt. Erst die offenbar werdende Krise lässt wieder einsehen, dass auch zunächst scheinbar unabdingbare Erfolgswege in einer verheerenden Sackgasse enden können (8). In solchen Situationen schlägt die Stunde der Logik und der grundsätzlichen, exakten Abstraktion. Dann wirken Krisen heilend, weil sie überfällige Korrekturen einfordern.

2. Sicheres Hochentwickeln - Abstraktion und Logik

2.1 Abstraktion. Klugheit aus Fehlern

Krisen und Überraschungen hält die Welt der täglichen Erfahrung ständig bereit.

Unerwartet stirbt ein Kind, bricht ein Freund sein Versprechen, wendet sich ein Mitmensch beleidigt ab, entsteht ein Bergrutsch, bricht ein Krieg aus.

Der Grieche Aristoteles, der Schöpfer der Aristotelischen oder Klassischen Logik vor zweieinhalbtausend Jahren, wird diese Unberechenbarkeit des Lebens erfahren haben. Schließlich war sein Vater Arzt. Die bestürzende Unsicherheit, die Ärzte beschleicht, wenn sie auf einen Befund stoßen, der nicht in ihre gängigen Schemata passt, hat Aristoteles also hautnah mitbekommen.

Die Wirklichkeit zeigt uns Ärzten ihr sehr lebendiges Gesicht. Schauspielartig führt sie uns ein stetes Kommen und Gehen von Menschen und Wahrheiten vor Augen. Nichts bleibt. Symptome treten auf und vergehen, wie um neuen Symptomen den Platz frei zu machen.

Wer wollte in diesem wogenden Chaos sicher bleibende Aussagen treffen? Aristoteles! Er wollte endlich Inseln klarer und bleibender Sicherheit schaffen in diesem Meer der Unabwägbarkeiten.

Dafür musste er Aussagen finden,

- die <u>allgemein</u> gelten, über alle Einzelfälle hinweg. Sonst hätte er für jeden Einzelfall ein gesondertes Buch schreiben müssen.
- die <u>dauerhaft</u> gültig bleiben. Sonst wäre seine Mühe schon morgen nichts mehr wert gewesen.

Um beides zu erreichen, musste er abstrahieren.

„Abstrahieren" heißt lateinisch „fortschleppen, losreißen" (17). Das lässt sich prozessual verstehen:

1. Zunächst beobachtet man mehrere konkrete Einzelfälle.

2. Dann betrachtet man diese nicht mehr als getrennte Ereignisse, sondern so, als hingen sie zusammen.
3. Nun sucht man einen roten Faden zu entdecken, der eine all diese Ereignisse durchgehende Idee oder Struktur aufzeigt.
4. Man distanziert sich also vom Einzelfall und lässt von ihm nur jeweils jene Struktur wie ein mathematisches Gerüst übrig, die sich auch in anderen Fällen nachweisen lässt.
5. So wird der rote Faden allgemeiner als der aktuelle Einzelfall. Im roten Faden oder der Abstraktion zeigt sich das Allgemeine als eine allen Einzelfällen gemeinsame, immanente Struktur.
6. Man entzieht die abstrakte, allgemeine Struktur den ausschließlich für den jeweiligen Einzelfall geltenden Strukturen. Daher nennt man dieses Vorgehen Abstrahieren alias Abziehen.

Abstraktion

ist in klassisch-logischer Definition
- eine Abbildung der Wirklichkeit, die man nach Abzug der nur für den Einzelfall geltenden spezifischen Strukturen
- unter Erhalt der allen Fällen des betrachteten Bereichs gemeinsamen, übergeordneten Strukturanteile erhält.

Quantenlogisch ist Abstraktion das Erkennen
- der alle Fälle verbindenden, gemeinsamen Funktion oder
- der in allen Fällen als Ganzheit wirksamen Funktion.

- Eine mathematische Formel erfüllt den Zweck der Abstraktion.
- Ihre abstrakte Wirklichkeit ist bleibend, wohingegen sich die nur spezifische Einzelwirklichkeit in ihr nicht mehr erkennen lässt.

Die Fähigkeit zu Abstraktion ist eine kaum zu überschätzende Errungenschaft. Bieten Abstraktionen doch Lösungen für künftige Situationen, selbst wenn diese den bisherigen Erfahrungen nicht gleich sind.

- Situationen müssen nur einander ähnlich sein,
- dann erlauben sie die Anwendung der gleichen Abstraktion.

Eine gleiche abstrakte Struktur an zwei verschiedenen Teilen oder in zwei verschiedenen Prozessen
- führt dazu, dass beide einander ähnlich erscheinen,
- und ist unerlässliche Voraussetzung für einen möglichen Vergleich beider.

Das hat wesentlich Auswirkungen bis in die Mathematik. Jede mathematische Formel kann nur auf einander ähnliche Fragestellungen angewandt werden. So gilt der Satz des Pythagoras nur für rechtwinklige Dreiecke.

- Je abstrakter eine Abstraktion gelingt, umso fremdere und unähnlichere Situationen lassen sich mit ihr lösen, auch wenn diese niemals zuvor erfahren wurden. Sie hält damit Lösungen bereit für eine ungekannte Zukunft.
- Abstraktion ist zudem extrem ökonomisch. Man braucht nur noch eine einzige Formel statt ganzer Bände von Einzelfallvorschriften.

Die aus der Homöopathie Samuel Hahnemanns entwickelte Klassische Homöopathie nach Kent negiert Abstraktionen von Arzneimittelbildern. Folglich bedarf sie einer Unmenge gesammelt er Einzeldaten (18), die sie mühselig konkret und unabstrahiert mit jedem Einzelfall vergleichen muss.

Um Abstraktion unbefangen leisten zu können, muss eine Gesellschaft oder auch nur eine Gruppe von Wissenschaftlern
- grundsätzlich wissenschaftlich offen sein
- gegenüber allen erdenklichen und auch unvorstellbaren Ideen.

Albert Einstein hat uns alle diesbezüglich wach gerüttelt.

Was in der Physik möglich war, sollte uns Ärzten auch gelingen.

DER BEGLEITKOMMENTAR

Ohne Abstraktion kommen wir also nicht an die heimlichen Fehlerquellen und Betriebsblindheiten der Medizin. Nur mit Hilfe abstrakter Konstrukte können wir verschiedene Lösungswege vergleichen. Abstraktion verspricht dann eine bündige Antwort und eine grundlegende Lösung. Für die Physik erwies sich die Klassische Mathematik als revolutionäre Abstraktion. Ob sie der Medizin diese Dienste leisten kann, muss sich noch erweisen, aber es könnte sich auch eine andere Mathematik als sinnvoller zeigen. Die gesuchte Abstraktion muss jedenfalls sehr tief reichen, da es um die Schwierigkeiten einer ganzen Wissenschaft geht.

2.2 Logik, die abstrakteste Abstraktion

Die Medizin hat einzelne, einfache Abstraktionen entwickelt, um Verläufe vorherzusagen und zu beeinflussen. Übergreifende wissenschaftliche Formeln wie die Naturgesetze der Physiker aufzudecken ist ihr aber erstaunlicherweise nicht gelungen. Sie kann damit weniger auf abstrakte Sicherheiten zurückgreifen, wodurch jeder Einzelverlauf überraschender bleibt und zufälliger erscheint.

Als Beispiel einer allgemein bekannten, sehr einfachen Abstraktion mag die Behandlung eines hochfieberhaften Infekts dienen. Hier geht es den meisten Patienten besser, wenn sie sich ins Bett legen. Daher empfiehlt ein Arzt generell Bettruhe bei hohem Fieber.
Der Arzt weiß dabei nicht wissenschaftlich, ob dieses Vorgehen dem einzelnen, gerade vor ihm sitzenden Fieberpatienten auch

helfen wird. Doch abstrahiert er aus den ihm und anderen Ärzten bekannten Fieberfällen auf diesen einzelnen.

Mit einfachen Abstraktionen will sich der Arztsohn Aristoteles vor zweieinhalbtausend Jahren nicht begnügen. Sie sind ihm nicht übergreifend und bleibend genug. Er greift nach

- der mit maximaler Sicherheit erfassbaren Abstraktion
- für alles und jedes Erdenkliche
- und damit nach dem möglichst sicheren Patentrezept für alles Denken.

Dazu muss er zwei Schritte meistern. Als erstes muss er maximal sichere Begriffe finden, auf denen er aufbauen kann.

Begriffe

sind sinnvolle, abstrakte Zuordnungen,

- die eine Gruppe von Elementen zusammenfassen (19).

Der Begriff des „Automobils“ fasst alle

- Fahrzeuge zusammen,
- die sich mit eigener Kraft vorwärts bewegen.

Das Wort „Begriff“ kommt von Greifen wie Festhalten.

- Ein Begriff hält sich
- durch Zuordnung / Relation
- an anderen Begriffen fest,

wie der des „Automobils“ an dem des „Fahrzeugs“ und dem der „eigenen Kraft“.
Das gibt dem Begriff eine relative Sicherheit.

Nebenbei bemerkt schafft dies ein zusammenfassendes Netz von Begriffen und damit Sicherheiten, die sich untereinander in Beziehung setzen, ein Thema der Quantenlogik (siehe später Kap. 8).

Sind maximal sichere Begriffe gefunden, gilt es als nächstes herauszufinden, wie darauf mit möglichst ebenfalls maximaler Sicherheit Aussagen aufgebaut werden können.

Aussagen

- sind sinnvolle sprachliche Äußerungen,
- die entweder wahr oder falsch sind (19).

Die Definition zeigt, dass Aussagen
- nicht zwischen „wahr“ und „falsch“ schweben können.
- Sie sind eindeutig entweder wahr oder falsch.

DER BEGLEITKOMMENTAR

Damit ist der Weg einer Logik vorgegeben. Ihr Bauplan mit auf Begriffen ruhenden Aussagen steht. Mit der nun beginnenden Suche nach den sichersten Begriffen eruieren wir die Grundsteine der Logik. Hier eröffnet sich allerdings ein weites Feld von Möglichkeiten. Bei diesem Schritt einen Fehler zu machen, bedeutet, die ganze weitere Logik auf unsicheres Terrain zu stellen. Zudem dürfen wir uns keinesfalls mit zu oberflächlichen Begriffen zufrieden geben. Ein so tiefes Bollwerk wie die Logik einer Wissenschaft muss natürlich auf dem Urgestein grundlegender Begriffe fußen.

3. Das basale Urgestein der Logik

3.1 Extreme

Begriffliche Aussagen lassen sich deutlich präziser und damit sicherer fassen, wenn sie sich auf Extreme beziehen. Extreme wirken wie exakte, scharfe Kanten aus der Wirklichkeit. Ohne Extreme werden Aussagen leicht unscharf wie ein bewegtes Meer. Wasser hat keine Kanten.

Ein Sumpf lässt sich schwer durch oder über seine Einzelteile beschreiben. Vielleicht ragt hier ein etwas höherer Baum heraus und fällt eine seichtere Moorstelle auf. Doch sammeln sich auf diese Weise Unmengen für eine exakte Differenzierung kaum ausreichend scharfer Aussagen an.

Deutlich knapper und doch exakt lässt sich eine Definition über die Extreme als Screening oder Suchmethode fassen. Ein Sumpfstück mit einem größten Durchmesser (ein Extrem!) von 8,3 km und einer höchsten Anhebung (ein Extrem!) von 2,20 Metern über Meereshöhe lässt sich knapp definieren und rasch wieder identifizieren.

Die Vorteile liegen auf der Hand. Die Beschreibung nur der Extremparameter ist leichter zu reproduzieren als die aller Daten. Man hat nur sie zu beachten und kann die anderen getrost vernachlässigen.

Außerdem stehen Extreme wie die Begriffe „groß“ und „klein“ einander polar gegenüber. Sie bilden eine antagonistische Zweiheit wie Schachpartner oder Fußballmannschaften. Durch ihre Gegenüberstellung lassen sie sich leichter identifizieren.

DER BEGLEITKOMMENTAR

Mit der Abstraktion von Extremparametern haben wir ein erstes formales Screening erarbeitet. Obwohl wir nun andere Parameter vernachlässigen, erlangen wir bezüglich der jeweiligen Fragestellung eine höhere Sicherheit und Leichtigkeit.

3.2 Absolute Begriffe

Extrembegriffe sind sicherer, doch eine Logik gibt sich mit ihnen noch nicht zufrieden. Sie will Extrembegriffe von absolutem Charakter finden.

Absolut heißt

- los- oder herausgelöst,
- unabhängig,
- also frei von fremden Einwirkungen und
- deshalb in sich ruhend, abgesichert.

Etwas Absolutes fasziniert generell. Wie als eine Krönung der Abstraktion löst es sich von sämtlichen Einzelfällen und gilt daher überall und zu jeder Zeit. Damit erfüllt es den Traum jeden Wissenschaftlers.

Albert Einstein erweckte eine ungeheure Faszination, als er zeigte, dass Lichtgeschwindigkeit in seinen Formeln den absoluten Charakter einer Konstante aufweist.

Sucht man nun aber nach absoluten Begriffen,

- örtlich absolut, weil sich alle Beobachter auf sie einigen können, als seien die Begriffe vom einzelnen Beobachter abgelöst,

- und zeitlich absolut, weil jederzeit nachvollziehbar und messbar, wie von jedem einzelnen Zeitpunkt abgelöst,

fällt das Ergebnis äußerst mager aus.

DER BEGLEITKOMMENTAR

Will man bauen, sind die Anfangsbedingungen oft die schwierigsten. Wo ist der richtige Bauplatz?
Man ist phasenweise versucht, die Aufgabe für nicht lösbar zu halten. Aber die Vorfreude auf das Gebäude der Logik animiert doch, weiter zu suchen.

B. Die Entwicklung der Aristotelischen Logik

4. Der sicherste Griff – absolut extreme Begriffe

4.1 Alles oder Nichts

Alle Teile der Welt verändern sich je nach Standpunkt und Perspektive. Sie bieten daher zunächst nichts Bleibendes, Absolutes.

So ändert das Haus des Nachbarn abhängig von der Perspektive des einzelnen Beobachters wie vom Zeitpunkt sein Aussehen. Folglich kann es nicht als etwas Absolutes beschrieben werden. Schon der Begriff „Haus des Nachbarn“ ist eine Relation, nämlich die zum Nachbarn. Man müsste jede weitere Perspektive und Abhängigkeit des Hauses aufwendig definieren mit Hilfe anderer Begriffe, die selbst wieder nicht absolut sind. Das lässt sich in einem Definitionsversuch leicht feststellen.

DER BEGLEITKOMMENTAR

Unübersehbar sind wir bereits in die erste Stockung unserer logischen Baupläne geraten. Einzelne Teile der Welt absolut sicher zu definieren, ist eine Aufgabe ohne Ende.

1.1.1 Das Alles

Die folgende Aussage allerdings ist absolut:

- Alle Teile zusammen sind Alles.
- Das „Alles“ ist etwas Absolutes!

- Mehr als alles zusammen gibt es absolut nicht.
- Sonst wäre das Alles nicht mehr alles.

- Alles gehört zu allem.
- Das ist sicher, was auch immer einem vor Augen tritt.
- Es handelt sich um eine eineindeutige Definition,
- ohne eine Relation zu etwas anderem als zu sich selbst,
- nämlich zu Allem.

So bietet sich zuerst dieses absolute Alles als sicherer Ankerplatz des menschlichen Geistes an.

- Doch wie soll man dieses Alles untersuchen und beschreiben?
- Um Qualitäten zu vergleichen, bräuchte man Vergleichbares.
- Womit aber sollte das Alles in Beziehung gesetzt werden?
- Das Alles umfasst bereits alles.
- Außer ihm gibt es nichts.

Das Alles kennt kein Umfeld und keine Grenze. Es erscheint wie eine endlose Insel ohne Meer und damit ohne fassbares Ende –

- ein unfassbares, ewig endloses Kontinuum.

- Das Alles bleibt von außen nicht definierbar,
- weil es kein Außen zu ihm gibt.

Das „**Alles**“
- ist nur dadurch definiert, dass alles zu ihm gehört.

Es sind sonst keine Qualitäten messbar,
- da eine Messung Vergleichbares
- außerhalb des gemessenen Gegenstandes bräuchte.

Eine **Messung**
- ist eine Beobachtung des Verhaltens von Teilen,
- also nach Trennung der Wirklichkeit in Teile,
- eine trennende Beobachtung

im Sinne der Klassischen Physik,
die hierzu die Wirklichkeit in physikalische Größen trennt (20).

DER BEGLEITKOMMENTAR

- Alles ist absolut alles.
- Doch damit hört die Weisheit auf.
- Mehr lässt sich über das Alles nicht aussagen.
- Das Alles ist mit nichts vergleichbar.
- Neben ihm gibt es nichts,
- Nichts!

4.1.2 Das Nichts

Aber dieses Nichts gibt es eben doch.

- Und auch dieses Nichts ist absolut.
- Es ist überall – und gestern und morgen und immer – nichts.
- Es ist eben absolut nichts.
- Es gibt keinen Standpunkt zum Nichts, denn es ist nichts.
- Also hängt das Nichts nicht vom jeweiligen Standpunkt ab.

- Alles Sicht- und Denkbare gehört nicht zum Nichts.
- Absolute Aussagen wie diese sucht eine Logik.

- Aber wie sollte sie mit Nichts arbeiten (21)?
- In einer Umkehrung des Denkprozesses über das Alles
- ist das Nichts so absolut wie das Alles –
- aber genauso unfassbar.

DER BEGLEITKOMMENTAR

Sind wir nun weiter?
Wir haben zwei absolute Begriffe gefunden.

Aber anscheinend sind beide nicht zu verwenden.

4.1.3 Alles zwischen Allem und Nichts

- Übrig bleiben alle Teile zwischen dem Allem und dem Nichts.
- Um sie zu gewinnen, muss man das Alles teilen.

- Teilte man aber das Alles,
- verlören die aus ihm hervorgehenden Teile
- den sicheren Aspekt des absolut Extremen.
- Sie wären wieder nur definierbar in der Relation zu Allem
- oder zu dem Rest, der nach ihrer Trennung von Allem bliebe.

- Nun sieht es so aus, als sei die Logik zum Scheitern verurteilt.
- Das Nichts bringt nicht weiter, weil es nichts ist.
- Das Alles entfällt, weil außerhalb von Allem nichts existiert.

Und nun zeigt sich auch noch, dass sich zwischen beiden, zwischen Allem und Nichts, nichts absolut sicher fassen lässt.

Beispiele aus der Mathematik:

Jede beliebige Zahl mal Null ist immer noch Null. (21)

- Eine Verbindung mit Nichts führt immer zu nichts.

Mit ∞ darf man nicht multiplizieren. (21)

- Über eine Verbindung mit Allem lässt sich keine sinnvolle Aussage finden.

Null und Alles bleiben existente, aber isolierte Aussagen.

DER BEGLEITKOMMENTAR

An dieser Stelle droht der logische Hausbauer zu scheitern.
Soweit das Auge blickt, zeigt sich

- entweder unsicherer Grund
- oder solcher mit Bauverbot.

Aber die Alten Griechen fanden doch ein höchst sicheres Terrain ganz nahe dem unbebaubaren Absoluten. Dessen unüberwindbar isolierende Mauern unterliefen sie mit einem Trick wie dem des Trojanischen Pferds.

4.2 Der Trick der Griechen: Das Nichts als Etwas

Die Alten Griechen schickten tatsächlich so etwas wie ein Trojanisches Pferd hinter die Mauern des Absoluten. Sie entgingen damit dem gerade aufgezeigten, nur scheinbar unlösbaren Dilemma.

Heute wissen wir, dass sie die Wahl hatten, sich für
► das absolute Nichts
► oder das absolute Alles
zu entscheiden, um darauf Logik und Wissenschaft aufzubauen.

► Platon entschied sich für das Alles, setzte sich aber in der Entwicklung der Naturwissenschaft nicht durch.
► Aristoteles' Logik und die Mathematiker hingegen wählten das Nichts als Ausgangspunkt. Ihr Einfluss prägte die Entwicklung der Wissenschaft für Jahrtausende.

Sie gaben einfach einem räumlichen Nichts den Namen Punkt.
- Damit wurde aus dem Nichts doch etwas.
- Es wurde die Grundlage der Klassischen Naturwissenschaften.

Ein **Punkt**
hat keine Ausdehnung (22).

- Hat der Punkt keine Ausdehnung, ist er räumlich nichts.
- Streng genommen existiert er räumlich nicht.
- Auf einem räumlichen Nichts aufzubauen, erscheint auf den ersten Blick daher verrückt.

Erst die technische, funktionale Definition des Punktes zeigt den Weg:

Der **Punkt** ist seit Euklid definiert als
die kleinste, nicht mehr teilbare Einheit der Mathematik (22).

Mit der funktionalen Definition ist der Punkt verständlicher.
- Er darf keine räumliche Ausdehnung aufweisen,
- denn räumlich Ausgedehntes ließe sich noch teilen.
- Wäre der Punkt aber teilbar,

- wäre er natürlich nicht mehr die kleinste Einheit,
- vielmehr übernähmen seine Teile dann diese Funktion.

So gestaltete sich ein Paradoxon als Grundlage der Wissenschaft.

► Der Punkt existiert räumlich nicht, weil er ohne Ausdehnung ist.
► Aber er existiert doch, weil er sich exakt definieren lässt.

► Das Nichts, das absolut keine Ausdehnung hat,
► wird zu einem Etwas erklärt.

► Einerseits wird so die absolut sicher kleinste Einheit definiert. „Keine" Ausdehnung ist eine absolute Aussage wie „nichts".
► Diese Absolutheit wird aber mit einer absoluten Schwäche erkauft. Den „Punkt" kann es räumlich so absolut nicht geben.

Der Punkt ist also nur annähernd absolut.
- Das Annähernde ist sein Geburtsfehler,
- das Absolute seine Überlebenschance.

Er ist ein Mittler zwischen der absoluten und der relativen Welt.

Der Punkt ist ein virtuelles Konstrukt der altgriechischen Hochkultur, welche die geistige Größe zeigte, schier Unvorstellbares wissenschaftlich abstrakt zuzulassen, auszuhalten und zu bearbeiten. Ähnlich lässt sich das bei den Denkern der Theoretischen Physik des zwanzigsten Jahrhunderts beobachten.

Es befremdet auf den ersten Blick und ist erst quantenlogisch zu verstehen, dass Wissenschaft ihre Sicherheit auf solch paradoxen Aussagen aufbaut. Doch das Unikat namens Punkt eroberte sehr erfolgreich die wissenschaftliche und technische Welt.

Punkte ließen sich nämlich auch in die faktische Realität übertragen und wurden nun als kleinste Teilchen (Partikel) auch etwas Physikalisches, immer als die zum jeweiligen Zeitpunkt technisch fassbar kleinsten Teilchen.

Konnte man allerdings Teilchen, die man bis dahin für die kleinsten gehalten hatte, doch wieder teilen, so wurde ihnen nachträglich die mathematische Qualität eines Punktes wieder aberkannt.

Die Fähigkeit, immer kleinere Einheiten zu teilen, hängt natürlich vom jeweiligen technischen Entwicklungsstand ab. So wurde hier der Grund gelegt für eine Jahrhunderte dauernde Suche nach immer kleiner werdenden, für unteilbar gehaltenen Teilchen, die man ursprünglich Atome nach dem griechischen Wort „atomos" = „unzerschneidbar" nannte.

Mit den scheinbar unwiderruflich allerkleinsten Teilchen alias Partikeln wollten die Physiker die Grundbausteine von Allem entdecken, um zu wissen, woraus dieses eine „Alles" ist.

- Damit schlösse sich der Kreis der Logik.
- Man wäre vom Nichts zu Allem gelangt,
- obwohl das Nichts das Gegenüber von Allem ist
- wie der Punkt alias das Partikel das Gegenüber des Ganzen.

Dieser Widerspruch hat aber erst die Quantenlogik beschäftigt.

Die oder das **Partikel**
- ist der mathematische Punkt in der Physik.
- Es entspricht einer Punktmasse
- und ist ein wie der mathematische Punkt idealisiertes Objekt.

DER BEGLEITKOMMENTAR

So pfiffig dieses Verfahren ist, wird man sich natürlich fragen:
Ist es ein gangbarer wissenschaftlicher Weg, auf dem „Nichts" ein wissenschaftliches System aufzubauen?
Bietet ein so widersprüchliches System wirklich Sicherheit?

4.3 Kunstgriffe in der Wissenschaft

Widersprüche sind für die Wissenschaft
- nicht etwa ungewöhnlich,
- sondern kennzeichnend.

Wissenschaft besteht oft aus der Fähigkeit,
- ein Seite betonend herauszuarbeiten,
- indem man die dazu im Widerspruch stehende mit einem Kunstgriff ausklammert.

► Genie ist gekennzeichnet durch die Fähigkeit, mit einem Widerspruch leben zu können (23), obwohl man um ihn weiß, und ihn gegebenenfalls sogar auszugestalten,
► als Gegenüber des Irrsinns, bei dem der Widerspruch nicht ausgehalten wird.

- „Absolut“ heißt wörtlich auch „herausgelöst“ (siehe 3.2).
- „Absolute“ Aussagen enthalten immer eine Schattenseite, aus der sie herausgelöst sind.

Leicht wird übersehen, dass man für die extrem klare Sicht der einen Seite ein anderes Wissen ausklammern und vernachlässigen muss. Man bezahlt die Betonung des einen Teils, der besonders klar herausgearbeitet und fokussiert wird, mit der Vernachlässigung von dessen Gegenüber (8, 23). Das lässt sich in diesem Buch noch mehrfach beispielhaft zeigen.

- Wissenschaft klammert eine Seite so gekonnt aus,
- dass ihr der gewonnene Rest mehr Sicherheit bietet.
- Klammerte man nichts aus, wäre man wieder bei dem Allen.

So geht auch die Klassische Logik vor. Auch sie erhält ihre Sicherheit durch Weglassen, durch nicht Zulassen.
- Das ist kein falscher Weg.
- Er ist nur einseitig.

- Wissenschaft wird erst einäugig,
- wenn sie diese selbst induzierte Einseitigkeit übersieht.

- Wurde die jeweilige Einseitigkeit der Wissenschaft latent, so läutete das in der Geschichte jeweils eine wissenschaftliche Revolution ein (8).
- Die Revolution hob reaktiv das Vergessene überdeutlich hervor
- und versenkte im Gegenzug das Geltende in die Latenz.
- Eine solche Revolution scheint sich heute mit dem zunehmenden Einfluss der Quantenlogik zu zeigen.

DER BEGLEITKOMMENTAR

Der Weg des Ausklammerns war historisch wissenschaftlich gangbar und effektiv. Daher sollten wir ihn auch für eine neue Logik in der Medizin nutzen können. Aristoteles hat ihn jedenfalls perfekt vorgeformt.

5. Sicherer Tritt auf einzeln geprüften Steinen

5.1 Annähernd Absolutes bedeutet Annähern

Das Absolute hat für den Menschen immer eine Schattenseite, weil er es absolut nicht erreichen kann. Nur annähernd Absolutes kann er schaffen und erschaffen.

Eine **Näherung** ist

- ein Prozess in Richtung auf ein Ziel,
- das nicht vollständig erreicht wird.

In der Technik hat sich gezeigt, wie weit man den Weg der Annäherung perfektionieren kann. Vorgeformt durch die technisch perfekte Definition des Punktes (siehe 4.2) als Annäherung an das absolute Nichts, gestaltet die Technik eine faszinierende Sicherheit.

- Die Idee, durch Technik Sicherheit zu gewinnen, wandte auch Aristoteles mit der Technik seiner Logik an.
- Für die logische Technik entwickelte er definierte Schritte.
- Jeder Schritt sollte sicher nachvollziehbar sein,
- und zwar für jeden, der wie er Sicherheit suchte.

- Aussagen sollten so sicher werden wie mathematische Punkte.
- Sie sollten deren Unabhängigkeit voneinander gewinnen.
- Dafür mussten sie wie Punkte zunächst perfekt herausgetrennt werden aus einem dadurch geteilten Universum.
- So befreit, sollten sie sich nur noch in einem rationalen System bewegen. Irrationales, das heißt unberechenbar Erscheinendes, sollte nicht zugelassen werden und ohne Einfluss bleiben.

Aristoteles vollzog für Aussagen nach,
was die griechische Mathematik für Punkte vorgeformt hatte.

DER BEGLEITKOMMENTAR

Doch wie sichert man Aussagen als annähernd absolut?
Das wurde zur Grundfrage der Logik des Aristoteles.
Bei Punkten war das bereits gelungen. Die annähernde Absolutheit von Punkten erlangte man durch Teilen und Trennen bis zur kleinsten, untrennbaren Einheit. Folglich musste Aristoteles ein logischer Meister im Teilen und Trennen werden.

5.2 Das Ziel: Trennung in Summanden

Aristoteles gestaltete in seiner Logik eine Welt einzeln abgesicherter Aussagen oder Bausteine.

- Die **Welt** erschien wie eine Summe,
- zusammengefügt aus Punkten und Partikeln.
- Dieses Bild gab der **Kosmos** mit seinen Sternen vor (79),
- die sich unabhängig wie Punkte zu bewegen schienen.
- Ebenso formte sich nun eine **logische Welt**
- als Summe mit Summanden aus punktuellen Aussagen.

Eine **Summe**

besteht aus Summanden (24),
den voneinander unabhängigen Teilen der Summe.

Eine wunderbar geordnete Wirklichkeit erwächst aus dieser Klassischen Logik, wie sauber zusammengefügte Kieselsteine. Jeder Kieselstein besitzt eine definierte Position. Seine Lage ist grundsätzlich ganz unabhängig von der aller anderen, wie bei den Summanden einer Summe oder wie – klassisch gesehen – den Sternen des Himmels. Dadurch lässt sich jeder einzelne unabhängig vom anderen in Ruhe anschauen und untersuchen.

DER BEGLEITKOMMENTAR

Es ist kein Wunder, dass sich dieses Denken ausbreitete. Alles ließ sich Schritt für Schritt und nacheinander klären. Jahrhunderte lang galt diese Logik als die allein mögliche Beschreibung der physikalischen Wirklichkeit. Erst auf den zweiten Blick zeigt sich in ihr eine primär erstaunlich beziehungslose Welt.

5.3 Summe bedeutet Addition

So wurde die **Logik des Aristoteles** zur „**Klassischen Logik**". Die Welt wurde zu einer Summe aus Summanden. Das beeinflusste die Sichtweise der Wissenschaft für Jahrtausende.

Summanden stehen als Teile zueinander wie zwei Stöckchen, die zufällig übereinander gefallen sind. Das entstehende Kreuz ist zu Recht das Zeichen der Addition. Derart zufällig zusammengewürfelte Teile sind addiert, also willkürlich zusammengefügt. Sie kennen keine weitere primäre Beziehung zueinander, als dass sie gerade zufällig nebeneinander positioniert sind. Summanden haben miteinander prinzipiell nichts zu tun.

Summanden

haben mathematisch den Charakter absoluter Teile.
Ihre einzige Beziehung ist die,

- dass sie zufällig nebeneinander in Position gekommen,
- also addiert sind.

- Für die Klassische Logik ist die Welt primär eine Summe.
- Primär ist alles wie zufällig zusammengefügt (= addiert).
- Deshalb gelten hier die **Gesetze der Addition**.
- Die Klassische Logik ist eine **Additionslogik**.

Die Klassische Medizin geht unbesehen oder paradigmatisch nach dieser Additionslogik vor. Das zeigt sich schon in ihrer strikten Trennung in Fachgebiete (siehe 6.2.4, 17.1). Ob der Patient zuerst seinen Darm oder sein Ekzem behandeln lässt, ist nach ihren Regeln fast immer gleichwertig und austauschbar. Damit gelten beide Symptomatiken im Patienten als zufällig addiert und zeigen die isolierte Qualität von Summanden.

Wissenschaftlich diesen Umstand widerlegende Argumente wie die des Mathematikers Leibniz haben in der Klassischen Medizin bisher wenig Resonanz gefunden. Sie mussten paradigmatisch übersehen werden.

- Allgemeine Glaubenssätze nennt man in der Wissenschaft Paradigmen nach Thomas S. Kuhn (8).
- Sie werden innerhalb einer Wissenschaftsgemeinschaft, die sich nach ihnen richtet, nicht diskutiert,
- nicht einmal ausformuliert (8),
- sondern unbesehen und höchstens teilbewusst als selbstverständlich angenommen.
- Sie sind latent geworden (siehe 4.3),
- gemeinsam mit dem, was sie somit heimlich ausschließen

5.4 Addition beinhaltet Subtraktion

Die Klassische Logik setzt paradigmatisch leise die Annahme einer grundsätzlich additiven Struktur der Welt voraus. Das beinhaltet definitionsgemäß auch die Möglichkeit der Subtraktion.

- Erst wo getrennt worden ist, kann zusammengefügt werden.
- Erst wo subtrahiert worden ist, kann addiert werden.

► Also setzt Addition Subtraktion voraus.

Und umgekehrt:

- Nur, wo zusammengefügt worden ist, kann getrennt werden.

► Subtraktion setzt Addition voraus.

Subtraktion ist die Umkehrung der Addition (25).

Durch Aristoteles' Entscheidung für eine additive Welt werden die

- Addition als Zusammenfügung

und deren Umkehrung, die

- Subtraktion als Trennung

die paradigmatischen Eltern der Klassischen Logik. Damit werden bereits die Gleise für die Regeln der Klassischen Logik gelegt.

In einer als additiv strukturiert betrachteten Welt
- ist Sicherheit
- nur durch Subtraktion der Unsicherheitsfaktoren zu erlangen.

Das wird folglich der Weg des Aristoteles.

Eine Armbanduhr geht ungestört von ihrer Umgebung. Sie ist von der Aufregung oder Schläfrigkeit ihres Trägers abgetrennt oder subtrahiert. Unabhängig von seinem Zustand addiert sie Sekunde um Sekunde mit erstaunlicher Präzision. Das ist der erfolgreichen Suche des Aristoteles nach Sicherheit durch Unabhängigkeit, nämlich durch Subtraktion von der Umwelt, zu verdanken.

DER BEGLEITKOMMENTAR

Aristoteles hat mit der Addition und Subtraktion die Baumethode für sein logisches Gebäude gefunden. Auch der Bauplan ist bereits bekannt. Nun wird ein Übersichtsmodell fällig.

5.5 Additionslogik ist Subtraktions- oder Trennungslogik

Nun endlich kann die Klassische Logik ihre Regeln entwickeln. Da diese Logik als eine **Subtraktions- oder Trennungslogik** auf dem Paradigma der Addition beruht, ist Subtraktion der entscheidende Schritt zur Sicherheit.

- Folglich entwickelt Aristoteles eine logische Technik,
- Aussagen mit Sicherheit so zu trennen und zu subtrahieren,

1. dass danach jede Aussage für sich klar benennbar ist,
2. dass sich widersprechende Aussagen in seinem System nicht mehr auftauchen,
3. dass kein unscharfer Bereich einen Widerspruch kaschiert,
4. dass die Aussagen unabhängig voneinander bearbeitet und positioniert werden können.

Dann erst sind die Aussagen
1. sicher voneinander abgegrenzt,
2. also definiert (26),
3. widerspruchsfrei und
4. zu systematisieren.

Aristoteles perfektioniert also die Kunst der exakten Definition durch Abgrenzung und Trennung.

- Seine Logik teilt und trennt die Welt strikt in Teile
- aus seiner paradigmatischen Annahme heraus,
- die Welt sei bereits primär aus Teilen zusammengefügt.

- In dem Vorhaben seiner Logik,
- schließlich auf nur noch kleinste punktuelle Daten zu stoßen,
- die wie die Punkte der Mathematik Sicherheit geben sollen,
- muss er die Wirklichkeit immer weiter teilen und trennen.

Beim Bergsteigen muss jeder Stein für sich auf Trittfestigkeit geprüft werden. Dazu ist jeder einzelne Stein vom anderen getrennt zu untersuchen. Nur dann ist eine sichere Aussage über ihn allein möglich.

DER BEGLEITKOMMENTAR

Nun ist alles bereit zum Spatenstich des logischen Gebäudes. Dazu gehört ganz wesentlich der Bauherr. Was war das für ein Bauherr, der ein logisches Gebäude für die Wissenschaft erbaute, das schon zweieinhalbtausend Jahre hält?

5.6 Klassische Logik ist historisch Aristotelische Logik

Die Logik des Aristoteles imponiert durch ihre bestechende Exaktheit. Sie erscheint einleuchtend einfach wie eine Mathematik. Für Aristoteles wie für seine Lehrer waren die Philosophie und die Mathematik die geistig höchsten Leistungen des Menschen. Die Klarheit, die sich in der Logik des Aristoteles zeigt, hatten sein Lehrer Platon und davor dessen Lehrer Sokrates vorgeformt. Die altgriechische Kultur hatte lange für diese Leistung vorgearbeitet.

Große griechische Philosophen

PYTHAGORAS 580-500 v. Chr.
Zahlen formen die Wirklichkeit als abstrakte Einheiten (27).
Pythagoras beeinflusste Platon, den Lehrer des Aristoteles, wesentlich in dessen Philosophie.

PARMENIDES 540-470 v. Chr.
Es gebe nur ein einziges Sein. Nichtsein gebe es nicht. Wenn das Sein nur eines sei, könne es sich auch nicht von sich weg bewegen. Denn wohin solle es sich bewegen oder verändern, wenn es nur dieses eine Sein gebe? Darum gebe es keine Bewegung und Veränderung.
Dieses Sein erinnert an die obige Diskussion um Alles.

Dagegen:
HERAKLIT von Ephesos 540-480 v. Chr.
Alles sei im Fluss, in Bewegung.
Krieg sei der Vater aller Dinge.
Die Auseinandersetzung als der Vater der Dinge riecht nach Quantenlogik. Die neue Logik scheint Heraklit zu rehabilitieren. In ihr ist auch alles im Fluss – der Fluss aber ist das Bleibende.

SOKRATES 470-399 v. Chr.
Es gebe eine über dem einzelnen Menschen stehende Ethik.

Sokrates meinte zu wissen, dass er nicht wisse.
Er gibt seinen Schülern eine unabdingbare Würde und Stringenz des Denkens vor und dem Menschen die Größe, dass er sich ihr unterwirft. Abstraktion und Mensch vereinen sich in seiner Person.

Er ist der Lehrer von

PLATON 427-347 v. Chr.
(auch Plato geschrieben)
Erkennen sei mehr als nur sinnliche Wahrnehmung. Die Welt existiere polar zu der sinnlich wahrnehmbaren als die der Ideen.
Sein Denksystem ist laut Carl Friedrich von Weizsäcker der Quantenlogik am nächsten (12).

Er ist der Lehrer von

ARISTOTELES 384-322 v. Chr.
Er ordnet (kategorisiert) und systematisiert das Wissen, erschafft die Klassische Logik. Er wehrt sich gegen das Zwei-Welten-Modell Platons und kreiert stattdessen die „Entelechie“, die Entwicklung, und die Form, durch welche Substanz erst ein Sein erhält.
(28)

Aristoteles ist damit der Quantenlogik viel näher als seine Logik es annehmen lässt. In die Medizin aber hat seine Logik ohne seine Philosophie Einzug gehalten. Daher bezieht dieses Buch nur seine Logik mit ein, die heute die Medizin wie isoliert von seinem sonstigen Denken beeinflusst.

DER BEGLEITKOMMENTAR

Viele haben also vorgearbeitet.
Aristoteles hat es auf den Punkt gebracht.
Zweieinhalbtausend Jahre galt seine Punkte-Logik als die beste.
Ist sie deshalb wirklich wahr?

6. Das sicherste Werkzeug

6.1 Logische Sätze sind Postulate

► Primär

- ist Logik eine theoretische Übung wie die Mathematik.
- Logik sagt nichts über die Wirklichkeit aus.
- Sie ist daher wertfrei und
- formal.

► Sekundär

- kann sie als Denkform oder -struktur wie ein Werkzeug oder wie Mathematik in der faktischen Realität angewandt werden.
- Sie kann sich dabei bewähren
- – oder auch nicht.

Eine angewandte Logik muss also bezüglich des ihr gesetzten Ziels effizient sein.

Eine Logik entspricht einem Werkzeug.

- Mit einer bestimmten Zange lässt sich eine Mutter von einem Rohr lösen, nicht aber ein Fahrradsattel von seinem Rahmen.
- Für diesen wiederum braucht man einen Inbusschlüssel, der hingegen zum Lösen der Mutter wenig taugt.

Welches Werkzeug das richtige, welche Logik die richtige ist,
das bestimmt die jeweilige Wirklichkeit.

Die **Sätze einer Logik**
sind Postulate.
Sie sind keine Wahrheiten.

Man baut die Logik als Werkzeug auf,
indem man sich an die Sätze hält.

Sätze einer Logik sind wie Seile an einem Berg.

- Folgt man ihnen exakt, führen sie hoch zu der Sichtweise, die paradigmatisch hinter der Logik steht.
- Erst auf dem Gipfel angekommen, zeigt sich, ob man nun mehr Land sieht als zuvor.

DER BEGLEITKOMMENTAR

Nun liegen alle Voraussetzungen vor. Sie geben die Form der Klassischen Logik fast zwangsläufig vor, sodass sich das klassisch-logische Gebäude fast von allein aufbaut. Den Quantenlogiker interessieren dabei vier Sätze besonders. Diese wollen wir uns einmal genau anschauen!

6.2 Die Trennungssätze oder Sätze der Klassischen Logik

6.2.1 Der Satz der Identität

Der Satz der Identität folgt direkt aus dem Additionsparadigma. Eine Aussage soll für sich unbeeinflusst wie ein Summand bleiben. Sie soll diesbezüglich aus jedem Zusammenhang gelöst sein, auch aus den Zusammenhängen des Raumes und der Zeit. Sie soll in sich geschlossen gelten.

„Der Satz der Identität"
(Jahrtausendelang trug er seinen lateinischen Namen: Principium identitatis)

Alles Wahre muss mit sich selbst nach allen Seiten im Einklang stehen.
Aristoteles (29)

„Im Einklang stehen“ könnte man beschreiben als Identität in Bezug auf zumindest eine Qualität. Damit wird das Objekt wieder erkennbar oder identifizierbar in seiner durchgehenden Eigenschaft, eben jenes Objekt oder jene Aussage zu sein. Jedes Subjekt ist somit durch seine Qualität alias Struktur gekennzeichnet und durch sie zu identifizieren.

Es bleibt damit in sich geschlossen gültig,

- ist unabhängig von Raum und Zeit,
- ist dadurch überall und immer mit sich selbst identisch,
- ist in sich bleibend.

In der Formelsprache heißt das:
A = A oder auch X = X.

Die Kurzformel von C. F. v. Weizsäcker lautet:

- Das gegebene Objekt hat die Eigenschaft A. (30)

Die unabhängige Aussage ist das Ziel dieses Satzes.
A. Unabhängig vom Raum: Eine Aussage muss in der Antarktis die gleiche bleiben wie in Grönland oder Spanien.
B. Unabhängig von der Zeit: Eine Aussage muss in sich unverändert bleiben, wenn man sie nicht abändert, auch morgen und übermorgen.

- Eine Aussage muss so formuliert werden,
- dass sie selbstidentisch bleibt.

Diese Forderung ist essentiell für den Aufbau einer Wissenschaft. Durch sie erst wird eine Aussage dauerhaft beschreibbar, mitteilbar und nachvollziehbar. Jeder weiß nun wann und wo auch immer, worüber gesprochen wird (31).

Dieser Satz der Identität beschäftigt sich mit der Qualität einer einzigen Aussage.

DER BEGLEITKOMMENTAR

Grundsätzliche Dinge wie dieser Satz erscheinen oft banal. Sie sind aber gerade deshalb so leicht zu übersehen. Das wiederum wäre fatal. Hier geht es um das Erdgeschoß aller Logik.

6.2.2 Der Satz vom Widerspruch

Nun geht Aristoteles über zum Problem zweier Aussagen.
- Was gilt, wenn beide Aussagen einander widersprechen?
- Sie können doch nicht beide gleichzeitig richtig sein.
- Folglich lässt Aristoteles Widersprüche nicht zu.

- Welche der beiden widersprüchlichen Aussagen falsch ist, bestimmt seine Regel nicht.
- Logik beschäftigt sich nicht mit der inhaltlichen Bedeutung einer Aussage.
- Sie gibt lediglich formale Wege vor.

So bestimmt der Satz vom Widerspruch lediglich, dass ein Widerspruch zwischen zwei Aussagen grundsätzlich und damit formal für nicht möglich gehalten und deshalb nicht zugelassen wird. Er ist eigentlich ein Satz des wegen Unmöglichkeit nicht zugelassenen Widerspruchs.

„Der Satz vom Widerspruch"
(Jahrtausendelang trug er seinen lateinischen Namen: Principium contradictionis)

Es ist nämlich unmöglich,
- dasselbe sei
- und sei nicht,

schreibt Aristoteles (32).

Das wäre ein unzulässiger Widerspruch.

In der Formelsprache heißt das:
A kann nicht gleichzeitig A und Nicht-A sein.

Die Kurzformeln von C. F. v. Weizsäcker lauten:
- Die Klasse jener Objekte, die zur Klasse A und zur Klasse Nicht-A gehören, ist leer (30).

Oder:
- Dasselbe Ding kann nicht gleichzeitig eine Eigenschaft haben und nicht haben (30).

Diese Einschränkung des Aristoteles scheint sehr logisch zu sein: Ließe er den Widerspruch zu, würde er die Welt aus den Angeln heben. Worauf sollte man sich noch einigen, wenn auch Widersprüche gelten dürften?

Der Satz des Widerspruchs ist nicht nur für die Wissenschaft, sondern auch für das Alltagsleben grundlegend. Herr Müller kann Herrn Maier sein Haus nur verkauft haben oder nicht. Beides gleichzeitig kann nicht sein, darf nicht sein. Beides gleichzeitig als Widerspruch wird daher nicht zugelassen. Sonst könnte Herr Maier das Haus einerseits bereits als seinen Besitz betrachten und gleichzeitig gehörte es auch noch Herrn Müller. Besitzverhältnisse, Verantwortlichkeiten und Vertragsabschlüsse würden ohne diesen Satz sinnlos.

DER BEGLEITKOMMENTAR

Dieser Satz galt als der unwiderlegbarste Meilenstein der Logik. In der Geschichte bleibt aber kein Stein auf dem anderen. Alle Dinge haben Grenzen, auch und gerade Meilensteine. Aber erst einmal ruht alles auf ihm.

6.2.3 Der Satz vom ausgeschlossenen Dritten

- Der Satz der Identität handelt von einer,
- der Satz vom Widerspruch von zwei Aussagen.
- Nun kommt mit dem Satz vom ausgeschlossenen Dritten eine dritte hinzu.

> Sie steht zwischen den beiden widersprüchlichen Aussagen des Satzes vom Widerspruch und ist deshalb eine dritte Aussage oder ein Drittes zusätzlich zu den beiden. Da sie zwischen beiden steht, sollen nun beide Widerspruchsparteien, A und Nicht-A, ein bisschen gelten. Diese Aussage bringt als Graubereich zwischen beiden widersprüchlichen Aussagen den Widerspruch über die Hintertüre wieder mit herein.

- Eine solch unklare Aussage aus einem dem Widerspruch nahen Zwischenbereich muss wie ein Grauschleier wirken in dem punktuell schwarzweiß geklärten Land der Klassischen Logik des Aristoteles.
- Eine Aussage zwischen Ja und Nein wirkt unklar wie ein verwaschenes Jein.

> Das ist leicht verständlich aus der Feststellung heraus, dass Extreme eine (Form der) Sicherheit bieten (siehe 3.1).

- Da schon zwei widersprüchliche Extreme nicht gemeinsam zugelassen werden, wird diese dritte, sich zwischen beiden Widersprüchen unscharf ausdehnende Aussage ebenfalls ausgeschlossen.
- Erst durch diesen Ausschluss sind beide Extreme sicher getrennt zu identifizieren. Also wirkt der Ausschluss des Dritten klassisch wie ein unterstützendes Gegenüber des Satzes der Identität (33).

„Der Satz vom ausgeschlossenen Dritten“
(Jahrtausendelang trug er seinen lateinischen Namen: Tertium non datur).

Widersprüchliche Aussagen können nicht zugleich wahr sein, schreibt Aristoteles (34). Es sei die sicherste Aussage unter allen.

Es gilt entweder A oder Nicht-A,
eine weitere, dritte Möglichkeit wird ausgeschlossen.

Die Kurzformeln von C. F. v. Weizsäcker lauten:

- Die Klasse der Objekte, die zur Klasse A oder Nicht-A gehören, enthält alle Objekte (30).

Oder, weniger technisch:
- Jedes Ding hat oder hat nicht eine gegebene Eigenschaft A. (30)

Gesucht sind klare und sichere Aussagen:
- Schwarz
- oder nicht Schwarz,
- aber keine Grautöne zwischen beiden logischen Alternativen.

Ein Künstliches Hüftgelenk oder eine Hüftendoprothese besteht
- entweder - zumindest teilweise - aus dem Kunststoff Teflon
- oder nicht aus Teflon.

Eine dritte Alternative zu dieser Aussage wird nicht zugelassen.

Dieser Satz schafft klare Aussagen in der Wissenschaft.
Wer wollte nicht wissen, was für ein Stoff wirklich in seinen Körper implantiert wird?

Das bedeutet:

- Entschließt man sich zu einer Aussage
- und will sich ihr nicht aus Unkenntnis grundsätzlich enthalten,
- muss sie eindeutig sein.
- Deshalb wird eine Aussage irgendwo zwischen Ja und Nein nicht zugelassen.

DER BEGLEITKOMMENTAR

Dieser Satz wird uns durchgehend begleiten. Der pfiffige Aristoteles legte selbst die Fährte. Er war sich nämlich nicht sicher, ob dieser Satz bezüglich künftiger Geschehnisse seine Geltung behält. Genau da wird unsere Logik später einhaken.

6.2.4 Das Kommutativgesetz der Addition

Das Kommutativgesetz der Addition ist ein bekanntes Gesetz der Mathematik (35) und kein primär logisches Gesetz. Aber die Gültigkeit der Gesetze der Addition kennzeichnet das klassisch-logische Denken gegenüber dem der Quantenlogik, weshalb es hier sinnvoll eingereiht wird, wie Weizsäcker gezeigt hat (36).

- Die ersten drei Sätze haben klare Aussagen gewonnen,
- indem sie die unklaren subtrahiert und ausgeschlossen haben.

Aber sind die nunmehr zugelassenen Aussagen auch jede für sich isoliert, also unabhängig voneinander gültig? Das lässt sich mit dem Kommutativgesetz der Addition prüfen. Denn isolierte Gültigkeit bedeutet eine strikt additive Struktur (siehe 5.2 ff.), die sich darin zeigt, dass es unter den Aussagen keinerlei vorgegebene Reihenfolge geben darf. Dann sind sie wirklich voneinander losgelöst.

Eine fixe, notwendige Reihenfolge würde auf eine Restbeziehung zwischen den einzelnen Aussagen hinweisen und damit auf deren nicht ausreichende Trennung.

- Die Aussagen sollen vielmehr unabhängig voneinander sein.
- Nur dann ist jede für sich isoliert zu beurteilen.

Einzelaussagen sollen wie Einzelteile
- miteinander nichts zu tun haben,
- sondern wie zufällig nebeneinander stehen
- und damit wie addiert.

„Das Kommutativgesetz der Addition"

Die Reihenfolge der Betrachtung von Aussagen ist gleichgültig (36).

Sie sind beliebig austauschbar.
Sie sind willkürlich zusammengefügt = addiert.

In der Formelsprache heißt das
A + Nicht-A = Nicht-A + A.

Ob zuerst der rechte oder der linke von zwei auf dem Boden liegenden Kieselsteinen untersucht wird, ist gleichgültig.

Das bedeutet eine (a) räumliche wie (b) zeitliche Unabhängigkeit.

Räumliche Unabhängigkeit (a):
- Es ist gleichgültig, ob man zuerst mit der linken oder der rechten Aussage (Kieselstein) beginnt.

Für einen gegenüber stehenden Beobachter wäre die rechte Aussage die linke. Das änderte nichts an ihrer Gültigkeit. Solche Aussagen sind örtlich unabhängig, klinken sich quasi aus dem Raum aus. Der Ort hat keine Auswirkung auf ihren Inhalt. Die Aussagen sind ihm gegenüber absolut.

Zeitliche Unabhängigkeit (b):

- Es ist gleichgültig, ob man zuerst mit der einen oder der anderen Aussage (Kieselstein) beginnt

Dieser Satz testet die Aussagen auf ihre Unabhängigkeit von einer zeitlichen Reihenfolge. Sie klinken sich quasi aus der Zeit aus. Sie werden zu von der Zeit unabhängigen, weil isolierten Inseln. „Isola“ ist das italienische Wort für „Insel“. Unabhängige Inseln sind absolute Inseln (siehe 3.2).

Dieser Satz bestimmt die Logik unserer Klassischen Medizin. Alles wird geteilt, um über Untergruppen mehr Einzelgenauigkeit zu erreichen. Es gibt „Teilärzte“ alias Fachärzte, zum Beispiel Urologen, Orthopäden, Internisten.

In dieser klassisch-logischen Medizin ist es völlig gleichgültig, ob der Patient zuerst zum Internisten oder zum Orthopäden geht. Der eine Arzt kann zufällig (!) einen früheren Termin anbieten als der andere, also geht der Patient zuerst zu ihm. Und wenn der Chirurg den Blinddarm entfernt, hat das nichts mit der Haut zu tun. Alles ist getrennt, nichts hat miteinander zu tun. Ob der Patient nun vor der Operation zum Hautarzt geht oder danach, ist gleichgültig, gleich gültig. Alle Fachärzte sind in beliebiger Reihenfolge zu konsultieren.

Die stringente logische Anwendung des Kommutativgesetzes der Addition beweist, dass unsere Klassische Medizin hier der Klassischen Logik gehorcht.

DER BEGLEITKOMMENTAR

Die Grundfesten der Klassischen Logik stehen. Isolierte und definierte, eindeutige Aussagen sind entstanden.

Wenn wir nun diese Logik überwinden wollen, weil sie in der Medizin allzu oft versagt, müssen wir sie durch und durch begreifen. Dazu werden wir den Intentionen ihres Konstrukteurs nachgehen. Wir betrachten das Vorgehen des Aristoteles und überlegen uns, warum er seine Logik so entwickelt haben mag. Verstehen wir ihn schlüssig, können wir Schwachstellen besser entdecken.

6.3 Die Struktur der Klassischen Logik

Kann man der Struktur der Logik des Aristoteles noch näher kommen, lässt sie sich noch tiefer begreifen?

Die Logik des Aristoteles wird bestimmt von
- einzelnen **Teilen**
- und deren **Subtraktion** bei mangelnder **Eindeutigkeit**.

Die Intention des Aristoteles erwächst aus seinem Paradigma.
- Da er in seiner Logik dem Paradigma folgt, die Welt bestehe aus Teilen,
- sucht er kleinste Teil-Aspekte mit annähernder Unabhängigkeit zu gewinnen.
- Also subtrahiert er alle nicht eindeutig von der Umgebung als dem Kontext unabhängigen Teile.
- Das sind alle Teile, die nicht eindeutig zuzuordnen sind, weil sie auch zum Kontext gehören könnten.

Kontext
nennt man die Zusammenhänge mit der Umgebung,
die begleitenden Umstände.

Contextus bedeutet im Lateinischen
- wörtlich das Zusammengewobene, zusammengewoben.
- Als Substantiv kommt daraus der „Zusammenhang",
- als Adjektiv die Bedeutung „ununterbrochen" (17).

Die Quantenlogik zeigt, dass Kontext nicht nur verwoben ist, sondern sogar zusammenwebt, „verwebt“ (siehe 13.2).

Wer im Herbst an den auf den Waldboden gefallenen Blättern die Bäume identifizieren will, wird jene heraussuchen, die in ihrer Klarheit eindeutig einer bestimmten Baumart zuzuordnen sind.

- Ihre scharfe Abgrenzung (A) zur Umgebung (Nicht-A) ist dafür so notwendig wie
- der Umstand, dass sie nicht bereits so verwittert sind, dass man ihre Zugehörigkeit zu einer diffusen Umgebung (einem Dritten) aus Erde und verwitterten Blättern nicht mehr sicher ausschließen kann.

Die Methode der Subtraktion erinnert auch an das kriminalistische Definieren eines echten Bildes aus einer Menge unsicherer Fälschungen. Alle unsicheren Kandidaten müssen eliminiert werden.

- Hier liegt der Dreh- und Angelpunkt der Logik des Aristoteles.
- Aus dieser Sicht lassen sich all seine Sätze herleiten.
- Schrittweise löst er das für ihn sicher Fassbare heraus, wie man faulige Trauben von den sicher gesunden trennt.

Aristoteles geht schrittweise bei den Sätzen seiner Logik von der Eigenschaft

- einer Aussage über
- die von zweien
- zu der von drei Aussagen über.

DER BEGLEITKOMMENTAR

Die Voraussetzungen und die daraus folgende Intention des Aristoteles sind so klar und deutlich, dass die Sätze seiner Logik wie zwangsläufig folgen.

6.3.1 Die eine unabhängige Aussage

Mit dem Satz der Identität legt Aristoteles den Grund.

- Er bestätigt die eine, von anderen unabhängig existierende Aussage
- welche die Qualität eines aus Raum und Zeit losgelösten Teilchens erhalten soll.
- Auf der Annahme dieser Möglichkeit basiert seine Logik,
- deren ganze Systematik und Technik deshalb dorthin zielt.

Das Gesetz der Identität beschäftigt sich mit der Einzelaussage.

- Sie muss identisch mit sich bleiben.
- Damit sucht Aristoteles Un-abhängigkeit.

Durch dieses Ab-hängen oder Loslösen vom Kontext entsteht

- ein Innen (innerhalb der Aussage),
- das unabhängig vom Außen ist.

Beide werden voneinander getrennt, distanziert.

- Im Alltag wie in der Wissenschaft müssen sich Teile identifizieren lassen. Ein Fenster, das in einer zuliefernden Glaserei für ein bestimmtes Fahrzeug hergestellt wird, muss auch noch beim Hersteller, der es einsetzt, identifizierbar sein. Verwechslungen wären hier wie in der Wissenschaft sehr ineffektiv.
- Rosen bleiben Rosen, Gras bleibt Gras. Bei Gartenschauen mögen sie kombiniert werden, aber sie sind immer als Rosen, bzw. Gras wieder zu erkennen.
- In Museen werden Säle oft getrennt nach bestimmten Künstlern und Kunstrichtungen bestückt, um mehr Klarheit zu bieten. Man soll den Künstler wieder erkennen, identifizieren können. Das Durchgehende ist dem Bleibenden, Wahren näher.

0.3.2 Die zwei sich ausschließenden Aussagen

Bei dem Gesetz des Widerspruchs geht es um zwei Aussagen, die einander entgegenstehen. Beide können nicht gleichzeitig richtig sein.

Aristoteles lässt den Widerspruch von Aussagen nicht zu.

- Seine logische Welt wird damit nach innen widerspruchsfrei und eindeutiger, konsistenter.

Das erscheint ihm offenkundig sicherer.

Es gehen damit zwar Aussagen nach <u>außen</u> verloren.
Die <u>innen</u> im System verbleibenden sind aber eindeutiger.

- Es ist, als reinige er sein System
- und schiebe Imponderabilien nach außen,
- subtrahiere und distanziere sie.

- Das Frontglas eines Fahrzeuges ist fast immer anders gebaut als die Heckscheibe.
- Ist ein angeliefertes Glas gleichzeitig mit „Frontscheibe“ und „Heckscheibe“ beschriftet, entsteht ein Widerspruch.
- Das Glas lässt sich nicht klar zuordnen.
- So geht beim Einbau Sicherheit verloren.
- Man müsste probieren, wohin es gehört.
- Genau das will Aristoteles verhindern.
- Er lässt den Widerspruch nicht zu.
- Er „schickt das Glas zur Abklärung zurück“.
- Er lässt es nicht in sein System hinein.
- Sein System soll eindeutig bleiben.

Kleidung gilt als schön, wenn sie sich in sich nicht widerspricht.
Tirolerhut zum Smoking gilt als Narrenkostüm.
Widerspruchsfreiheit wird auch als Schönheit empfunden.

Widersprüchlichkeit heißt auch Inkonsistenz.
- Das bedeutet wörtlich „Nicht zusammenstellen“ (17),
- also distanziert stellen,
- voneinander getrennt, gesondert.

- Indem Aristoteles Widersprüche alias Distanzen vor die Türe seines System setzt,
- vergrößert er folglich die Menge an Distanz außen,
- und verkleinert die innerhalb seines Systems.
- Die Distanz ist nun außen vor.

Aristoteles will Sicherheit durch Subtraktion der Distanz,
um Konsistenz oder Eindeutigkeit zu erhalten.
Eindeutigkeit gibt den Eindruck höherer Sicherheit,
weil sie für unser bewusstes Denken klarer einzuordnen ist.

6.3.3 Die ausgeschlossene dritte Aussage

Das Dritte lässt Aristoteles ebenfalls nicht zu. Es könnte eine Grauzone bilden, unabwägbar zwischen klaren Aussagen. Lässt er schon den Widerspruch nicht zu, so lässt er erst recht nicht das Unabwägbare in sein System importieren.

- Aristoteles möchte lieber weniger Aussagen gewinnen
- und diese dafür mit einem höheren Grad an Eindeutigkeit.
- Er tauscht die Quantität des Seins gegen höhere Eindeutigkeit.

- Er schafft in seinem System eine Welt der Eindeutigkeit,
- und damit außerhalb eine Welt der Uneindeutigkeit
- bis hin zum Chaos.

- Dieses die klare Welt zu verschlingen drohende Chaos,
- das den Namen einer tiefen griechischen Bergschlucht trägt,
- war bei den Griechen so etwas wie der Urgrund und Uranfang,

- Das erinnert an Goethes „Teil vom Teil, der anfangs alles war“ (39).

- Aristoteles erschafft nun ebenfalls eine neue, klare Welt,
- indem er das alte Chaos vor die Tür setzt,
- bzw. in die Schlucht verbannt.

- Ein Frontfenster ist kein Heckfenster. Es ist auch nicht ein bisschen Heckfenster. Es wäre wieder nicht eindeutig definiert. Erneut müsste man probieren, anstatt zu wissen.
- Es gibt kein Rosengras und keine Grasrose. Sie sind klar getrennt. Unsere Ordnung und unsere Wahrnehmung, die Eindeutigkeit suchen, würden sonst erheblich irritiert. Trennende neutrale Wege und Abstände bewirken eine Distanzierung von Blumenbeeten, die dem Auge Ordnung und Sicherheit und damit Schönheit zeigen. Aus dieser Sicht versinkt die ungezügelte Natur des Dschungels wie in einem grünen Einheitsbrei.
- Um Zierpflanzen besonders klar heraus zu gestalten, wird in einer Parkanlage zwischen verschiedenen Zierpflanzen alles weggemäht. Die Wegnahme des Dritten, des Graubereiches dazwischen, wird als ästhetisch empfunden.

6.3.4 Aussagen – voneinander abgeschlossene Einheiten

Wo das Kommutativgesetz der Addition gilt, zeigt es:
Hier existieren Aussagen unabhängig von anderen,
- wie von ihrer Umgebung frei,
- wie ohne Umgebung,
- wie ohne Kontext.

- Ob man zuerst das Frontfenster einbaut oder die Heckscheibe, ist gleichgültig. Obwohl beide gemeinsam gefertigt wurden und beide aus dem gleichen Glas sind, sind sie voneinander völlig unabhängig und stehen auch in keiner Reihenfolge.
- Ob man zuerst die Rosen oder das Gras betrachtet, ändert weder etwas an den Rosen noch am Gras. Beide sind trotz Ihrer Nähe unabhängig voneinander, also ohne wirksamen Kontext.

Das Fazit der Klassischen Logik

Klassisch logisches Vorgehen führt zu
identischen,
widerspruchsfreien,
grauzonenlosen,
- weil kontext-unabhängigen oder kontextfreien Aussagen.

Alle anderen Aussagen
- werden nicht in das System eingelassen und
- fristen ein Leben außerhalb des Systems.

Dazu gehören
- widersprüchliche wie
- dritte alias graue, unscharfe Aussagen
- und Aussagen, die nicht isoliert oder frei von Kontext sind.

Aristotelisch gesehen versinken sie außerhalb des logischen Systems in dem Chaos (38), aus dem sie gekommen sind. Sie bleiben unerkannt, latent, vergessen.

Dennoch bleiben die ausgeschlossenen Aussagen, nur eben außerhalb des betrachteten Systems.

Der Gewinn, den diese Logik verspricht, fällt sofort ins Auge. Aristoteles schafft Inseln höchster Eindeutigkeit und Konsistenz durch annähernd absolute, diskrete Trennung

- sowohl der in das System hinein gewählten Aussagen gegen über den aus dem System ausgeschlossenen Aussagen
- als auch der ausgewählten Aussagen untereinander.

Diskret

heißt abgesondert, unterschieden, getrennt (40).
- Isolierte, unabhängige Aussagen nennt man diskret.

Der Begriff kommt aus dem Griechischen διασκηνέειν (gesprochen diaskänéein), mit der gut verständlichen Urbedeutung:
- getrennt lagern,
- getrennte Quartiere beziehen,
- vom Mahle aufstehen, auseinander gehen.

Discernere (lat.) bedeutet scheiden, trennen (40).

In der Alltagssprache findet man den Begriff der Diskretion, des diskreten Umganges. Es entspricht der taktvollen Zurückhaltung, dem sich Heraushalten, Absondern (41).

Man behandelt etwas diskret, wenn man es nicht überall publiziert, sondern heraushält oder heraustrennt und damit vom Öffentlichen unterscheidend privat hält.

DER BEGLEITKOMMENTAR

Die Logik des Aristoteles erschafft isolierte, diskrete Aussagen, die zufällig zusammengefügt und wie verloren addiert sind.
Sollen sie in dieser primären Zufälligkeit verbleiben, in sich logisch, nach außen hin aber zufällig?

Das erträgt eine Logik kaum. Sie sucht immer nach einer sicheren Struktur. Daher schuf Aristoteles einen weiteren Satz der Logik.

6.4 Der Satz vom zureichenden Grund

- Einzeln und isoliert aus dem Chaos gehoben, sind die Aussagen endlich getrennt von dessen Widersprüchlichkeiten und Grauzonen. Doch wirkt diese Welt einzelner Teile ohne Zusammenhang wie isolierte Sterne ohne Sternenhimmel.
- So muss sekundär doch ein Kontext zugelassen werden, aber nur ein kausal aufbauender.

„Der Satz vom zureichenden Grund"
Principium rationis sufficientis ist sein alter, lateinischer Name.

B soll aus A folgen, auf ihm folgerichtig aufbauen.

Existiert nun A nicht, existiert B auch nicht,
da B seine Grundlage oder Voraussetzung A fehlt.

Aber auch, wenn A existiert, muss B nicht notwendig folgen.
Es kann, muss aber nicht folgen,
schreibt sinngemäß Aristoteles (42).

Diese Form der Begründung heißt „zureichend".
- A „reicht dazu", dass B entstehen kann.
- A erzwingt aber B nicht.
- B muss also nicht zwingend folgen, wenn A vorhanden ist.

- A ist notwendige Voraussetzung für B. Ohne A kein B.

Damit seine logische Welt auch funktioniert, wählt Aristoteles die begründende Abhängigkeit etwas einseitig, indem die Folge B als Möglichkeit „zureicht" oder ausreicht, aber nicht erzwungen wird. Aristoteles führt hier einen Freiheitsgrad ein. Sein System würde durch zwingende Voraussetzungen erstarren. So aber ist die Relation freier und doch strikt rational.

- Ein zweites Geschoss B kann auf ein Haus A aufgesetzt werden. Man könnte das Haus A aber auch eingeschossig lassen. Der Aufbau ist möglich, die Voraussetzung, das Haus A, ist ausreichend für den Aufbau B, aber A erzwingt diesen Aufbau nicht.

- Existiert kein Haus A, braucht man über das Aufstocken B nicht nachzudenken. A fehlt hier als notwendige Voraussetzung von B.

Eine solche Begründung schafft einen Zusammenhang zwischen

- der begründenden Aussage A und
- der durch sie begründeten Aussage B.

- A gibt B einen rationalen Grund.

- Nun ist nicht mehr nur Irrationalität ausgeschlossen,
- sondern Rationalität positiv gefordert.

Eine Aussage ist in einer anderen begründend verankert,
wie ein ankerndes Schiff am Meeresgrund.

Beide sind primär eindeutig getrennt
und nun sekundär in eine kausale Beziehung eingetreten.

- Die kausale Begründung verankert das Gesamtsystem in sich.
- Sie baut zwischen den diskreten Aussagen eine kausale Struktur auf, die dem Sturm des Irrationalen noch besser trotzt.

Damit lässt die logische Welt des Aristoteles, die sich widersprechende und graue Zusammenhänge strikt ausgeschlossen hatte, nun doch einen Zusammenhang zu. Aber dieser muss durch und durch kausal strukturiert sein. Alles, was in Aristoteles' logischer Welt verbleiben darf, ist damit durchschaubar und eindeutig. Kein Widerspruch tut sich mehr auf. Keine Grauzone entsteht mehr.

Die Teile eines Fahrzeugs sind jedes für sich von allem Widersprüchlichen und Chaotischen befreit. Nun werden sie folgerichtig und kausal begründet zusammengebaut. Im Fahrzeug sind sie nicht mehr nur addiert, sondern bilden einen logischen, kausal begründeten Zusammenhang.

- Aristoteles hat eine eindeutige Welt erschaffen.
- Alles passt zusammen und ist wie eines.
- Nichts ist durch Widerspruch distanziert innerhalb dieser Welt,
- das Inkonsistente wird in dieses Oberhaus nicht eingelassen.
- Es ist eliminiert
- und distanziert in das Unterhaus, das Chaos.

An die Stelle der
- undurchschaubar erscheinenden,
- widersprüchlichen, inkonsistenten und
- grauzonenreichen Wirklichkeit

setzt Aristoteles mit seiner Logik
- einen künstlich selektierten Kontext,
- eine Kunstwelt,
- in der alles kausal begründet ist.

Er kreiert eine abstrahierte Welt,
gehoben aus der chaotischen,
die er auslässt, außen vor lässt.

Aristoteles verordnet der Wirklichkeit eine Schlankheitskur.
- Alles wird punktuell und damit primär ohne Ausdehnung.
- Zusammenhänge sind nur als kausale Folgen denkbar, die sekundär wie mathematische Striche punktuelle Daten verbinden.

- Alles, was wirklich Distanzen schafft, wie Widersprüche und Grauzonen, wird wie überflüssiges Fett abgenommen.
- Es ist, als würde die Welt um diese eine Dimension ärmer.

So befreit Aristoteles in seiner Logik die klaren Aussagen der Welt von denen des Chaos und gibt ihnen eine künstliche Unabhängigkeit, als befreie er sie aus der Ursuppe des Chaos.

Goethe beschreibt das so (43):

Ich bin ein Teil des Teils,
der anfangs alles war,
ein Teil der Finsternis,
die sich das Licht gebar.
Das stolze Licht,
das nun der Mutter Nacht,
den alten Rang,
den Raum, ihr streitig macht.

Goethe, der Ganzheitsdenker, wusste wie die Quantenlogik von der Unmöglichkeit dieses Ansinnens in der Logik und setzte fort:

Und doch gelingt's ihm nicht,
da es, so viel es strebt,
verhaftet an den Körpern klebt.

Johann Wolfgang von Goethe, Faust I

Doch davon später.

DER BEGLEITKOMMENTAR

Nun haben wir sie vor uns. Die Klassische Logik ist geboren.

Wie bei jedem Kind hofft man, dass etwas daraus wird.
Was ist denn aus ihr geworden?

C. Klassische Logik in der Anwendung

7.1 Klassische Logik und Politik

Das logische System des Aristoteles spiegelt das politische der Athener wieder.

Aristoteles vollzog in der Wissenschaft, was die Griechen in der Politik erreicht hatten. Sie gestanden jedem einzelnen Menschen ein Recht auf eine Meinungsäußerung in absoluter Freiheit und Unabhängigkeit zu. Niemand sollte bei seiner Äußerung auf irgendjemanden anderen alias einen Kontext Rücksicht nehmen müssen (Religiöse Bedingungen ausgenommen, siehe den Prozess des Sokrates).

- Ein Athener sollte grundsätzlich befreit von allen Kontexten und Umständen seine eigene identische Meinung sagen dürfen, analog dem **Satz der Identität**.
- Auftretende Widersprüche waren durch Dialoge zu klären und auszuschließen, analog dem **Satz des Widerspruchs**. Man denke an die berühmten Dialoge im Werk Platons, des Lehrers von Aristoteles (siehe 5.6).
- Graue Zwischentöne waren damals wie heute politisch unerwünscht, weil Grau politisch farblos wirkt und Menschen nicht so mitzieht wie schwarz und weiß. Klar und eindeutig sollte man sich zwischen den inkonsistenten Meinungen der Dialoge entscheiden. Wahlzettel kennen auch heute nur ein Ja oder ein Nein. Alles andere wird als ungültig verworfen, analog dem **Satz des ausgeschlossenen Dritten**.
- Am Ende stellte man sich alle Menschen als völlig unabhängige Partikel vor. Alle konnten wählen, aber auch alle waren wählbar. Politisch waren alle austauschbar, analog dem **Kommutativgesetz der Addition**.

- Rational begründet und nachvollziehbar sollten die Beziehungen sein, damit der Staat durchschaubar gut funktionierte, analog dem **Satz vom zureichenden Grund**. Die politische Umsetzung dieser Forderung haben die Griechen allerdings wohl mehr den Römern überlassen müssen.

7.2 Klassische Logik und Wissenschaften

Heute wie damals folgen Menschen voller Faszination dieser Logik des Aristoteles, auf deren Boden sich die Wissenschaft entwickelt hat. Jede wissenschaftliche Fachrichtung ist aus dem Akt sicheren Ausschließens und Abstrahierens hervorgegangen. Heute stehen diskrete Spezialisten für die ausgefallensten Besonderheiten bereit. Dass Flugzeuge fliegen und Herzschrittmacher funktionieren, ist dieser grandiosen Logik zu verdanken.

Von der Klassischen Physik bis zur Biologie wird heute versucht, ein Gebäude aus diskreten, Widersprüche und Grauzonen ausschließenden Einzelaussagen zu errichten. Immer ist es das erklärte Ziel, ein objektives Bild der Wirklichkeit zu erhalten.

7.3 Klassische Logik und Medizin

7.3.1 Eine exakte, treffsichere Medizin

Auch die Klassische Medizin vollzieht ihre Methode strikt nach dieser Logik. Exakt herausgearbeitete Symptome werden widerspruchsfrei und ohne das Zulassen von Grauzonen lokal erfasst und geordnet. Wer nicht Mediziner ist, wird sich schwer vorstellen können, was für eine Sicherheit diese klassisch-logische Struktur dem Arzt auf den ersten Blick bietet.

Der Autor selbst hat ein Jahrzehnt lang bis zu zweihundert Patienten am Tag klassisch-medizinisch behandeln können, weil die

Klassische Sicht es ihm erlaubte, schnell und treffsicher das lokale Übel herauszufiltern und zu lokalisieren, um es mit hoher Sicherheit blitzkriegartig zu vernichten.

Ein bösartiger Tumor wird heutzutage regelmäßig dem Prozess der aristotelischen Logik unterzogen. Nachdem das bösartige Gewebe widerspruchsfrei vom gesunden Gewebe unterschieden worden ist, wird möglichst nur der Tumor und nicht der „restliche" Mensch angegriffen. Dieses Prinzip wird bei chirurgischer, chemischer wie Strahlentherapie angewandt.

Die Hauptsorge gilt immer der fein säuberlichen Trennung von Tumor und Mensch. Man muss das „Böse" vom „Guten" grauzonenfrei isolieren und subtrahieren, um es gnadenlos vernichten zu können.

Nebenwirkungen entstehen bei dieser Medizin immer aus unzureichend scharfen Trennungen. Ein Antibiotikum soll Bakterien tödlich treffen und den Patienten doch in keinster Weise anrühren. Gelingt dem Antibiotikum diese Trennung nicht perfekt, spricht man von Nebenwirkungen.

Nebenwirkungen gehen klassisch-logisch aus unscharfen Trennungen hervor. Es ist dann nicht gelungen, das Objekt exakt genug zu trennen, beispielsweise in

- Bakterien – und Mensch oder
- Blutdruck – und Restfunktion des Menschen oder
- Tumor – und gesundes Gewebe.

Bakterien noch selektiver zu treffen, ist ein stetes Anliegen medizinischer Forschung.

DER BEGLEITKOMMENTAR

Die Reinheit der scharf geschnittenen Lehre fasziniert derart, dass wir in der Wissenschaft den Kontakt mit unscharfen Aussagen durchaus scheuen können. Themen, denen wir nicht zutrauen, dass sie sich der klaren Welt der Logik unterwerfen lassen, werden leicht als striktes Tabu ausgeschlossen (44).

- Das ergibt eine Reinheit im Reich der angewandten Logik,
- aber es produziert natürlich auch ein unlogisches Gegenreich (45, 46).
- So sicher man auf der einen Seite wird,
- so unsicher wird man auf der anderen, dadurch entfremdeten.

7.3.2 Keine Treffsicherheit ohne Trennung

Widersprüchliche und unscharf getrennte Aspekte kann diese Logik tatsächlich nicht zulassen – und damit auch nicht beschreiben.

So kann sie beispielsweise die Meridiane der Traditionellen Chinesischen Medizin nicht fassen, geschweige denn einordnen.

- Meridiane sind Zusammenhängc (47).
- Ihre Einzeldaten erhalten erst einen Wert durch den zusammenhängenden Kontext.
- Dieser Zusammenhang geht aber durch Trennung verloren.
- So entgehen Meridiane der Trennungslogik.

Auch gegenüber den klassisch als „psychosomatisch“ bezeichneten Aspekten wirkt Aristotelische Logik recht hilflos. Das beginnt schon mit der Trennung von Körper und Seele.

Ein Patient leidet an heftigem Durchfall vor einer Prüfung.

- Ist das ein psychisches Phänomen? Etwa auch die verschmutzte Toilettenschüssel?
- Oder ist das etwas Körperliches? Aber was ist mit der Angst vor dem speziellen Prüfer?

Unübersehbar funktioniert hier das Trennungsmodell nicht annähernd gut. Der Autor hat das in seinem Buch „Spiegelungen zwischen Körper und Seele" (47) ausführlich dargelegt.

Auch bei den als rein psychisch angesehenen Aspekten wirkt das Vorgehen der Aristotelischen Logik eher wie ein Rudern im Sumpf.

„Ist meine Beschwerde etwa psychisch", fragen Patienten oft erschreckt. Sie lehnen sich beruhigt zurück, sobald der Arzt ihnen eine doch körperliche Ursache nennt. Im Bereich des Psychischen scheint sich die Trennungslogik nämlich wenig zu bewähren, und mit ihr die dieser Logik folgende Klassische Medizin.

Warum scheitern diese Logik und die ihr folgenden Richtungen der Medizin so an der Psyche? Was passt hier nicht?

Das, was auch der Arzt als Psyche beschreibt,
- ist selbst ein primärer Zusammenhang, ein Kontext,
- ist nicht nur keineswegs widerspruchsfrei, sondern darf es gar nicht sein (48),
- ist zudem nicht streng lokalisiert.

Das beschert der klassisch-logischen Medizin eine unabwendbar tiefe Verunsicherung. Bei Ausbleiben der Lokalisierbarkeit watet sie wie in einem undurchschaubaren Morast. Kaum eine Spur zeigt sich noch von der versprochenen Sicherheit der Klassischen

Logik. Dieser Feind ist eben nicht wie ein Bakterium zu lokalisieren und daher auch nicht vom gesunden Menschen zu subtrahieren.

DER BEGLEITKOMMENTAR

Für eine wissenschaftlich angewandte Logik zeigt sich hier doch ein bisschen viel Unsicherheit. Und das bei der Wissenschaft vom Heilen! Das kann nicht ohne Auswirkung bleiben.

7.3.3 Hohe Treffsicherheit ohne adäquaten Erfolg

Dagegen ist die Physik mit ihrer hohen logischen Trefferquote und Sicherheit die Wissenschaft der Wissenschaften geworden. Wer als Wissenschaftler – welcher Gattung auch immer – Theorien so erfolgreich in die Praxis umsetzt wie die Physiker, gilt als Star seiner Szene.

Natürlich versuchen sich auch die Mediziner im Umsetzen dieses klassischen Theorems. Nur sind ihre Erfolge bei weitem nicht so hoch und auch nicht so sicher.

- Bald die Mehrheit unserer Patienten muss als chronisch unheilbar krank klassifiziert werden (13).
- Das heißt nichts anderes, als dass die klassisch-logische Medizin hier chronisch versagt.
- Die medizinische Welt gehört offenkundig nicht zu den Günstlingen der technisch so erfolgreichen Regeln des Aristoteles.

Allgemeinärzte betreuen ihre Patienten langzeitig und beobachten daher am deutlichsten den misslichen Langzeitverlauf der chronischen Krankheiten. In ihrer Verzweiflung suchen sie individuell multiple alternative, mehr oder weniger taugliche Wege. Jeder sammelt individuelle Erfahrungen, die dadurch aber nicht in die Wissenschaft einfließen.

So spaltet sich die Medizin.

- Die Hausarztmedizin sinkt auf das Niveau einer Erfahrungsheilkunde ab (49).
- Die wissenschaftliche Medizin nimmt daran kaum teil, wirkt demgegenüber wie isoliert an der Universität, nicht wahrnehmend, dass ihre Logik zu ihrem eigenen Versagen führt.

Das entspricht nach Thomas S. Kuhn, dem Papst der Wissenschaftsgeschichte, der klassischen Konstellation vor einer Wissenschaftlichen Revolution (50).

Das Beispiel (Beispiel 7) einer zufällig am Tage dieser Aufzeichnung den Autor konsultierenden Patientin demonstriert die Problematik. Ihre Vorgeschichte:

- Sie wird an der weiblichen Brust untersucht.
- Der Befund ist unklar.

- Daher wird eine Ultraschalluntersuchung veranlasst.
- Der Befund ist unklar.

- Deshalb wird eine Röntgenuntersuchung (Mammographie) durchgeführt.
- Der Befund ist unklar.

- Nun wird ein kleines Stück aus der Brust ausgestanzt (getrennt, subtrahiert).
- Der Befund ist an dieser Stelle (lokal!) nicht bösartig.

- Nach der Untersuchung entzündet sich die Brust.
- Nun gilt der Gesamtbefund wieder als unklar. Man wisse ja nicht, ob nicht an einer anderen Stelle (Lokalität!) als der gestanzten ein bösartiger Tumor sitze.

- Die Brustentzündung heilt nicht, so wird eine Drainage (Ablaufröhrchen für Gewebsflüssigkeit) gelegt.
- Der Befund gilt weiter als unklar.

- Der Arzt in der Universitätsklinik erwägt mit der Patientin, ob man nicht vorsorglich die Brust entfernen solle.
- Man wisse ja nicht, ob an anderer Stelle ein Krebs sitze.

- **Diese Schwäche begleitet die aristotelische Stärke.**
- Wer strikt lokalisiert und subtrahiert (hier: herausstanzt),
- bleibt lokal.
- Das bedeutet, dass jede andere Region perfekt von dem Untersuchungsergebnis getrennt und ausgeschlossen ist.
- Sie ist damit strikt nicht untersucht!

Deutlicher kann die ganze Stärke und Schwäche der Klassischen Logik in der Medizin kaum verdeutlicht werden. Die logisch schlüssige, aber katastrophale Empfehlung, die Brust vorsorglich abzunehmen, ist eine direkte Folge.

- Heilen wird zu Zerstören.
- Heilen ist aber ganz und gar das Gegenteil von Zerstören.

Warum nehmen Ärzte und Patienten diese logische Verdrehung hin? Seit Jahrhunderten wird die Unvollkommenheit der Medizin wie ein Schicksal akzeptiert. Dabei wird den unentwickelten alternativen Modellen in der Medizin – oft durchaus zu Recht – wissenschaftliche Unterentwicklung vorgeworfen, anstatt sie in ihrer wissenschaftlichen Entwicklung zu fördern und zu schauen, was sie dann erbringen. Auch dies passt in die vorrevolutionäre Phase nach Thomas S. Kuhn (51).

Und wenn sich Anwendungen wie die Akupunktur dann doch einmal durchsetzen, werden sie zwar als Anwendungen zugelassen, ihre aber ganz andere Logik als die Klassische (52) wird immer noch nicht zur Kenntnis genommen, geschweige denn übernommen.

Damit wird eine Medizin ohne Logik angewandt. Das führt wissenschaftlich zu seltsamen Auswüchsen ohne ausreichenden intellektuellen Boden (53), die sich keine andere Naturwissenschaft leistet.

Warum ist das so? Als Erklärung lässt sich anführen, dass Mediziner in ihrer Tätigkeit den menschlichen Körper täglich als fragil erfahren. Daraus erwächst ihre grundsätzliche Angst, Grenzen zu überschreiten. Folglich wird die Medizin als Ganzes revolutionären wissenschaftlichen Neuerungen wie der Quantenlogik gegenüber immer eher abgeneigt sein. Diese systemimmanente Haltung bietet als Gegenleistung den Vorteil traditioneller Sicherheit.

Das sollte nie übersehen werden. Niemand kann sich Mediziner wünschen, die an Menschen einfach nur herumprobieren.

Andererseits führt gerade das zwanghafte Festhalten an unpassenden Systemen zu Verzweiflung bei allen Beteiligten und in der Reaktion zu vielen Grauzonen. Nur eine wissenschaftliche Neuerung kann hier nach Meinung des Autors abhelfen.

Lässt sich wissenschaftlich orten, warum die Klassische Logik gerade in der Medizin so wenig funktioniert?

- Lebewesen sind große zusammenhängende Bereiche.
- Zusammenhänge werden, wie dargestellt, von der Aristotelischen Logik nicht gerade respektiert.
- Vielmehr ist die Stärke der Klassischen Logik deren Auflösung!

Das riecht nach einer Unlogik für die Medizin.

DER BEGLEITKOMMENTAR

- Nun sind wir ganz nahe an der extremen Schwäche,
- welche die extreme Stärke der Aristotelischen Logik begleitet.

7.3.4 Dauerkrieg durch Ausschluss des Dritten

Bis heute tastet die Klassische Medizin die von Aristoteles historisch vorgegebene Logik als Wurzel ihres Tuns nicht an. Sie zu hinterfragen, ist obsolet. So erschöpft sich die Klassische Medizin in der Perfektionierung der Konsequenzen aus der scheinbar unabänderlich vorgegebenen Klassischen Logik.

Dann erhält ein immer wieder krankes Kind immer und immer wieder spezifisch weiterentwickelte Antibiotika. Und doch kränkelt das Kind dabei zusehends. Warum?

Aus dieser Logik entwickelt sich ein Kampf ohne Ende.

- Denn sie führt zu einem Wettlauf der Aufrüstung.
- Wer entwickelt sich schneller, Bakterien oder Antibiotika?
- Es folgt ein Stellungskrieg zwischen Bakterien und Ärzten.
- Der aber bleibt ohne eigentliche Lösung.
- Denn das Kind gibt den Boden für diesen Krieg her.
- Das aber scheint niemand konsequent zu bemerken.
- Das Kind steht als Drittes dazwischen.
- Es wird durch die Klassische Logik ausgeschlossen.

Das Kind als Ganzes ist aber das, worum es eigentlich geht!

Paradigmatisch, also unbesehen und kaum hinterfragt, wird heute als selbstverständlich hingenommen, dass ein zivilisierter Mensch regelmäßig Tabletten einnimmt. Sein Leben mündet damit in einer täglichen und doch nicht zu gewinnenden, eben weil täglich zu wiederholenden, kriegerischen Auseinandersetzung mit seinen Symptomen.

Die Logik des Aristoteles kreiert zwei Welten:
- ► eine logische, die zugelassen wird, und
- ► eine strikt auszuschließende chaotische.

Diese radikale Definition kreiert auch radikale Feinde in einem unerbittlich trennenden Freundfeind- oder Schwarzweißschema. Zwischen Freund und Feind gibt es nichts im klassischen Denken. Deshalb kämpfen Ärzte erbittert gegen Symptome, als hätten sie Feinde vor sich.

Doch der Patient als Ganzes ist beides, Symptom und Mensch, und eben nicht trennbar von seinen Symptomen, die er laufend produziert. Damit ist er ein Drittes und landet in genau jenem grauen, klassisch ausgeschlossenen, dunklen Niemandsland. Ihn wahrzunehmen ist in dieser klassischen Konstellation streng tabuisiert. Er als Ganzes wird strikt ausgeschlossen. Damit sind auch Handlungen an ihm als Ganzem in diesem System obsolet.

- Damit ist **Heilung** alias „ganz Machen" ausgeschlossen.
- In dieser Logik ist **Sieg** statt Heilung gefragt.

- Das zeigt ein erschreckendes Resultat:
- Es bedeutet für die Medizin als Wissenschaft der Heilung einen **paradigmatisch erzwungenen Kunstfehler**.

Nun wird man sich nicht mehr wundern, dass es in unserer gesamten Klassischen Medizin kein einziges Arzneimittel für den eigentlichen Patienten gibt.

- Wir behandeln immer nur einzelne Beschwerden,
- niemals den Patienten.
- Es gibt ihn dort nicht. Wir sehen von ihm als dem Dritten ab.

- Wir müssen wissenschaftlich logisch feststellen:
- **Der Patient ist quasi aus Versehen dabei.**

- Ist der Patient aus Versehen dabei, so muss man nur aufpassen, dass man ihn nicht aus Versehen mit Nebenwirkungen trifft.
- Treffen die Nebenwirkungen ihn als Ganzen und fühlt er sich nun allgemein schlecht, ohne dass sich klassisch fassbare, lokale Symptome zu zeigen, gibt es natürlich klassisch auch keine Arznei für ihn.
- Auf die Frage: „Sie fühlen sich schlecht?“ können nur noch ärztliche Tipps folgen wie: „Machen Sie ein paar Wochen Urlaub! Entspannen Sie ein bisschen.“

Haben wir Ärzte uns die Medizin wirklich so vorgestellt?

DER BEGLEITKOMMENTAR

In der Medizin führt diese hochkarätige Logik ad absurdum,
weil sie auf dem falschen Terrain angewandt wird.
Dieses Desaster darf sich nicht fortsetzen.
Alternativen sind gefordert.

D. Die heimliche Rückkehr des Dritten. Übergang zur Quantenlogik

8. Die Eigendynamik des ausgeschlossenen Dritten

8.1 Trennung zerstört Kontext

Dabei wird es richtig spannend, wenn man nur einmal nicht von dem grauen Niemandsland des Dritten absieht. Der Bereich zwischen Freund und Feind, zwischen A und Nicht-A, ist grundsätzlich von höchstem Interesse.

- Was hat den Feind zu einem Feind gemacht?
- War er zuvor etwa ein Freund?
- Wenn ja: Wie ist aus Freundschaft Feindschaft geworden?
- Womit hängt das zusammen?

- Ist der Feind wirklich nur Feind?
- Was in ihm und an ihm spricht für Feindschaft, was für Freundschaft?
- Ist er irgendwie beides?
- Also ein aristotelisches Drittes?

Diese Fragen bewegen uns Menschen.
Zusammenhänge sind das eigentlich Interessante.

Interesse

- kommt aus dem Lateinischen und heißt
- inter-esse = „Zwischen-Sein"
- in der Bedeutung: „Das, was dazwischen ist".

- Es ist der Zwischenbereich zwischen den Widersprüchen,
- das von Aristoteles ausgeschlossene Dritte,
- der durch den Kontext gestaltete Raum.

Genau diesen „interessanten" Bereich schließt die Klassische Logik aus, hält ihn für eine undefinierbare Grauzone und erklärt ihn sicherheitshalber für nicht zulässig!

- Jede Logik muss etwas betonen.
- Im Gegenzug muss sie etwas vernachlässigen
- oder gar gegen Null streben lassen.
- So erst wird sie exakter als das graue Feld, aus dem sie fischt.

- Sie bezahlt aber die größere Durchschaubarkeit auf der einen
- mit einer größeren Blindheit auf der anderen Seite.

- Die Klassische Logik lokalisiert Einzeldaten durch deren strikte Trennung.
- Das bezahlt sie mit der Vernachlässigung des Gegenteils,
- dem Preis des Verlusts des ursprünglichen Zusammenhangs oder primären Kontexts.

- **Sie muss den primären Kontext strikt zerstören.**
- **Nichts anderes heißt strikte Trennung**.

Alle Schritte des Aristoteles, zu sicheren Definitionen zu kommen, sind gleichzeitig sichere Zerstörungen von Zusammenhängen.

Zur Erinnerung: Eine logische Welt ist keine vorgefundene, sondern eine geschaffene Wirklichkeit. Die klassisch logische ist die von Aristoteles geschaffene Wirklichkeit.

DER BEGLEITKOMMENTAR

Auf dem aristotelischen Trümmerfeld der Zusammenhänge wachsen neue Pflänzchen: Das Interesse und der primäre Kontext. Sind es Boten eines neuen logischen Frühlings?

8.2 Eine Unschärferelation - Schärfe und Unschärfe

Trennende Zerstörung und primärer Kontext oder Zusammenhang stehen also in einer reziproken Beziehung. Niemand weiß nach einer Beobachtung mittels der trennenden Vorgaben der Klassischen Logik, wie die Welt davor ausgesehen haben mag.

Bestand sie schon aus Teilen? Oder war sie ursprünglich ein einziger Zusammenhang? Das ist nicht bestimmbar.

Quantenlogische Unschärferelation oder Unbestimmtheit

nennt man die Beziehung zwischen
- dem durch Trennung entstandenen Informationsverlust über primäre Zusammenhänge
- und dem gleichzeitigen Informationsgewinn über Einzelfakten.

Dass dieser Verlust eine Relation ist, lässt sich leicht verstehen. Man kann nämlich nicht Informationen über
- (lokale) Teile wie z. B. Fakten und
- (nichtlokale) Zusammenhänge oder Ganzheiten

zum selben Zeitpunkt mit gleicher Schärfe erhalten.

- **Bei einer Trennung** geht Information über den ursprünglichen Zusammenhang verloren, der durch die Trennung zerstört wird.
- Dafür weiß man mehr über jedes der nun vorliegenden, einzelnen Teile, erhält mehr lokale Information.
- Dies ist das Vorgehen der Klassischen Logik.
-

- **Ohne Trennung** hingegen ist die Information über Zusammenhänge ungestört.
- Dafür weiß man nun weniger über die einzelnen Teile.
- Auch dies ist leicht erklärt: Die exakte Information über die einzelnen, diskreten Teile hätte man erst durch die strikte Trennung von Widersprüchen und Grauzonen nach Aristoteles erhalten. Da diese Trennung hier unterlassen wird, gewinnt man weniger lokale Information.

Das ist übrigens die quantenlogische Basisformulierung der Unschärferelation. Sie wird sich in diesem Buch noch entwickeln, und auch die quantenphysikalische wird dann verständlich.

In der gleichen Untersuchung schließen Informationen
- über Lokalität solche über Ganzheit und Zusammenhang,
- bzw. über Ganzheit solche über Lokalität

umso mehr aus,
- je schärfer oder spezifischer
- diese betont lokal oder betont ganzheitlich sind.

Dies führt zu einem unvermeidlichen Einfluss des Beobachters:
- Wer Zusammenhänge sucht, wird aus Daten oder Symptomen gezielt diejenigen auswählen, die Zusammenhänge offenbaren.
- Dann findet das Punktuelle, klassischerweise extrem gesucht, nur noch im jeweiligen Zusammenhang seinen Sinn.

1. Satz der Medizinischen Quantenlogik

- **Schärfe**
- **und Unschärfe**

sind in einer Logik reziprok.

Eine Schärfe wird immer mit einer Unschärfe erkauft.

Beim Fotografieren kann man die nahen oder die fernen Bereiche scharf stellen, aber nicht beide.
▶ Immer erkauft man die Schärfe in dem einen Bereich
▶ mit einer Unschärfe in dem konträren.

DER BEGLEITKOMMENTAR

Klare Gesetze zeigen sich also auch in den Grenzbereichen der Klassischen Logik. Welche Konsequenzen zieht das nach sich?

8.3 Die Zeit - ein Kontext. Synchronizität

Betrachtet man den Zusammenhang als das von der Klassischen Logik primär und gezielt vernachlässigte Gegenüber, wird manch eine Grundsatzfrage brennend.

- Wurde nicht durch die Betrachtungsweise des Aristoteles überhaupt erst die diskrete Teilewelt kreiert, indem man alles einteilte und in der Folge Teile wahrnahm?
- Wer weiß, wie die Welt aussähe, wenn man sie nicht teilte?

- Kräfte misst man nur, wenn man die Welt zuvor in diskrete, isolierte Teile trennt. Sind Kräfte die Antwort auf die Unmöglichkeit, die Welt zu trennen? Ist der Kosmos ein eigentlich untrennbar einziger, fließender Kontext?
- Ist Natur ursprünglich unfassbar anders und das von ihr Erfasste nur eine standardisierte Antwort auf die jeweilige Logik?

Gibt es Anhaltspunkte dafür, dass die Wirklichkeit die implizite Wahrnehmungsstörung irgendwo irritierend kundtut, die durch die offenkundige Einseitigkeit der Aristotelischen Logik hervorgerufen wird? Zeigt sich die Existenz eines unerkannten Kontextes?

Auf der Suche nach ungewöhnlichen Zusammenhängen stößt man rasch auf die Zeit.

Wir Ärzte messen, wie schnell der Urin aus der Blase fließt, als den so genannten Uroflow. Exakter: Wir messen, wie schnell sich

- der Urin in Beziehung
- zur Zeit als Bewegung des Zeigers der Uhr

bewegt. Das macht nur Sinn, wenn wir davon ausgehen, dass alle an dieser Funktion mitwirkenden Teile in irgendeiner Relation zueinander stehen.

Bei genauer Betrachtung ist das aber eher unwahrscheinlich. Muskulatur der Blase einerseits und Uhr andererseits sind vollständig getrennt. Entsprechend der Logik des Aristoteles sind sie voneinander völlig unabhängig. Wer aber diktiert dann den Bewegungen der Uhr und des Urins ihren Kontext? Dass sie sich auch bei einer zweiten und dritten Messung analog bewegen? Die Zeit? Wie wirkt die Zeit denn auf die Teile ein, und auf welche bitte? An welchem Punkt? Man findet keinen bevorzugten Punkt, der der Zeit ausgesetzt sein soll.

Also wirkt Zeit klassisch nicht lokal. Und das muss ohne Placeboversuch akzeptiert werden, denn ohne die Zeit ist nicht ein einziger Versuch möglich. Die klassische Zeit muss als nichtlokale Wirkung schlichtweg hingenommen werden.

- Tatsächlich ist die Zeit klassisch ein nichtlokaler Kontext.
- Dennoch – oder quantenlogisch deshalb, wie sich noch zeigen wird - hat sie, oder genauer gesagt, ist sie eine unabwendbare oder unabdingbare Wirkung
- und ist damit Wirklichkeit.

- Wie wenig lokal Zeit wirkt,
- und wie getrennt ihre Objekte damit sein können,

erkannte und beschrieb der Psychiater Carl Gustav Jung.

Carl Gustav Jung beobachtete auffallende Gleichzeitigkeiten
- von psychischen Vorgängen seiner Patienten und
- Vorgängen in der Umwelt.

Das konnte sich beispielsweise als ein extremes Knacken des Schrankes manifestieren oder als ein Vogel, der gegen das Fenster flog, just in dem Moment, da der Patient etwas für ihn Wesentliches aufdeckte (54).

- Beide Vorgänge fielen durch Gleichzeitigkeit auf.
- Ein Kausalzusammenhang entsprechend dem Satz vom zureichenden Grund (siehe 6.4) war aber nicht zu konstruieren.
- Er war auch theoretisch nicht möglich, da er nur als eine kausale Folge in der fortschreitenden Zeit und unmöglich gleichzeitig vorstellbar gewesen wäre.
- So verband beide Vorgänge nur die Funktion der Zeit,
- wie ein Drittes.

Jung nannte diesen Kontext in einer Veröffentlichung gemeinsam mit dem Nobelpreisträger der Physik Wolfgang Pauli (55) „Synchronizität", also „Zeitliche Gemeinsamkeit".

Synchronizität nach Carl Gustav Jung

- ist eine Form der Ursache,
- bei der kein anderer Faktor kausal nachweisbar ist
- als das zeitlich gemeinsame Auftreten.

Die Ursache ist hier nicht lokal. Ist es bei der Messung der Blasenentleerung anders? Die Zeit zeigt einen Kontext, genauer, sie ist ein Kontext, von allem mit allem, der Kosmos als Kontext.

Dies ist nur deshalb so auffällig, weil die Welt in der Klassischen Logik primär als getrennte Teilewelt, also ohne einen klassisch akausalen Kontext wahrgenommen wird.

DER BEGLEITKOMMENTAR

Jung hat lange gezaudert, diese Gedanken zu veröffentlichen (56). Beim Ausloten der Tiefe der Konsequenzen spürt man, dass sich hier ein langes Kapitel künftiger Medizingeschichte eröffnen könnte.

9 Das Verlassen des Ortes

9.1 Die nichtlokale Wirkung

Das Beispiel der Synchronizität zeigt, dass ein Kontext oder Zusammenhang nicht strikt diskret lokalisiert werden kann. Wo sollte die klassische Zeit Newtons auch sein?

- Man stößt hier auf eine andere,
- aber wie die Mathematik sehr wirkliche Wirklichkeit.

- Klassische Methoden können sie nicht lokalisieren,
- weil sie als Drittes von ihnen ausgeschlossen ist.
- Diese Wirklichkeit ist nichtlokal.

Nichtlokal heißt,

dass eine Information
nicht an einem bestimmten Ort ausschließlich lokalisierbar ist,
sondern gleichzeitig oder instantan an jedem Ort ist,
der das System betrifft.

Ein Bruch der Elle ist radiologisch klar am Unterarm lokalisierbar.
Er findet nicht im Oberschenkel statt.
Das Wohlbefinden eines Patienten dagegen ist nicht an ausschließlich einer Stelle festzumachen. Es ist ein Zusammenhang, eine Wirkung an mehreren Orten, ein aristotelisches Drittes.

Will man nun den von Aristoteles als das Dritte ausgeschlossenen Zusammenhang wieder definieren können, muss als erstes dessen prinzipielle Zerstörung beendet werden. Die strikte primäre Trennung in Orte aus der irrigen Voraussetzung ausschließlich lokaler Funktion und Wirkung muss verlassen werden.

2. Satz der Medizinischen Quantenlogik

Mit dem Verlassen der Aristotelischen Logik wird der Ort verlassen (Nichtlokalität).

- Örtlichkeit ist nur denkbar durch Teilung.
- In Bereichen, in denen primäre Teilung obsolet ist,
- gibt es folglich keine strikte Örtlichkeit mehr.

DER BEGLEITKOMMENTAR

Wirklichkeit kann also auch anders wahrgenommen werden.
Wie mag die Medizin dann aussehen?

9.2 Der Beobachter nichtlokaler Wirkungen

Als Arzt fragt man sich natürlich, ob man bei Strukturen mit vielfältigen, ineinander greifenden Funktionen wie dem Menschen nicht analoge zusammenhängende Strukturen finden sollte.

Will man Zusammenhänge wie die Synchronizität beobachten, sind zwei Aspekte wesentlich:

- Zum einen muss der Beobachter eine räumliche oder zeitliche Ausdehnung überblicken. Eben das hatte die Klassische Logik wegen der gefürchteten Grauzone des Dritten zu mindern gesucht.
- Und er muss sich dessen bewusst sein, dass er primär immer automatisch punktuell lokalisieren wollen wird. Das Additionsparadigma wurde bereits in der Schule tief im Denken verankert und ist als Paradigma zudem wesentlich unbewusst wirksam (57). Es umzustellen, erfordert sorgfältige psychologische und philosophische Schulung und Selbstbeobachtung.

Man könnte meinen, dass ein Laie durch Unvoreingenommenheit primär im Vorteil sei. An der Universität Sevilla (58) zeigt sich aber, dass wissenschaftlich geschulte und geistig offen gebliebene Akademiker beste Karten haben. So muss man nicht auf einen Generationswechsel warten, wie Max Planck vermutete (59).

DER BEGLEITKOMMENTAR

Lassen sich in der Medizin, die mit der aristotelischen Logik so wenig dauerhaften Erfolg zeigt, unter den veränderten Bedingungen des Verlassens der Örtlichkeit oder Zulassens des Dritten nichtlokale Beobachtungen machen?

9.3 Nichtlokale Kontexte in der Medizin

In der Medizin stößt ein genauer Beobachter häufig auf nichtlokale Zusammenhänge oder Kontexte. Man muss ihnen nur einen entsprechenden Raum und Zeitraum zugestehen, anstatt den Patienten in Punkte zu teilen. Einige Beispiele aus der Praxis sollen das in eher oberflächlichen Grundzügen strukturieren, um das nichtlokale Prinzip zu verdeutlichen.

Sie können diese Struktur keineswegs wissenschaftlich ergiebig darstellen, auch weil spezifische Äußerungen zur Wahrung des Patientengeheimnisses unkenntlich gemacht worden sind.

Der Autor ist sich dessen bewusst, das der Kommentar eines Gespräches von einer Stunde, zusammengefasst in wenigen Zeilen, nicht zur Überzeugung taugt. Das ist nicht der Sinn dieser Darlegung.

Die Zitate sind exakt mitgeschrieben.
Um die Möglichkeit der Manipulation durch eine unbewusst gezielte Auswahl der Fälle auszuschalten, werden ausschließlich Fälle eines einzigen Tages dargestellt. Der daraus erwachsende Nachteil nicht idealer Demonstrationsfälle wird dafür in Kauf genommen. Ausgiebige und noch einleuchtendere, weil dafür gezielt ausgewählte Beispielfälle sollen andernorts als in diesem Buch über die Logik zum Zuge kommen.

9.3.1 Ein erstes Beispiel

Patient Beispiel 1 (60) berichtet spontan:

- Er habe viele Probleme mit Nahrungsmitteln. Er bekomme oft Ohrensausen nach dem Essen.
- Er fange alles gleichzeitig an, bringe nichts zu Ende. Das könne er nicht abstellen.
- Brot blähe ihn fürchterlich.
- Außerdem leide er an einer Milchunverträglichkeit.
- Schlucken mache ihm oft Beschwerden.
- Er träume von schweigenden Löwen, er halte diese für unberechenbar.
- Weitere, noch speziellere und damit wegweisendere Daten können zum Schutz der Patienten hier grundsätzlich nicht aufgeführt werden.

Er schildert beispielhaft funktionale Beschwerden. Natürlich sind alle ärztlichen Untersuchungen angestellt worden. Doch wurde nirgends etwas gefunden, was zufriedenstellend lokal zu behandeln gewesen wäre. Trotzdem leidet er unübersehbar als Mensch, als Ganzes. Er leidet nichtlokal.

Später berichtet er:

Er fühle nichts, wenn er mit einer Frau zusammensitze. Wenn er sie küsse, fühle er sich nicht gut dabei. Und danach fühle er sich wochenlang kalt. Sein Herz sei nicht dabei, obwohl sie sein Typ gewesen sei. Im Kopf spüre er das. Sein ganzes Leben werde vom Denken bestimmt. Er finde das einer Frau gegenüber nicht richtig. Sie sei dann so glücklich - und er wisse doch bereits, dass er die Beziehung beenden werde.

Das habe nach einem Zusammentreffen mit einer Bekannten begonnen, bei dem irgendwann sein Gedächtnis weg gewesen sei. Danach habe es um den Mund gebrannt. Verdauungsbeschwerden und alles andere seien danach aufgetreten.

Die typische klassische Interpretation liegt nun auf der Hand: Es handelt sich um ein psychosomatisches Geschehen. Die Psyche als Kontext (siehe 7.3.2) bewirkt somatische, also körperliche Verdauungsbeschwerden. Aber wie soll das gehen, klassisch-logisch gesehen?

Einerseits geht der klassisch-logische Mediziner über den Begriff der Psychosomatik wie selbstverständlich mit Zusammenhängen wie der Psyche um, die er andererseits aristotelisch jedoch gar nicht exakt definieren kann. Er erhält zwar eine Diagnose. Aber behandeln kann er diese aristotelisch nicht, weil der Psyche wie der funktionale Beschwerde ein klarer Ort fehlt. Sie sind nirgendwo exakt lokalisiert.

Aristotelisch bleiben diese Kontexte ein Drittes und daher immer Zufälle.

- Aristotelisch ist es ein Zufall, dass dieser Patient ausgerechnet eine Funktionsstörung mit der Milch zeigt.

- Aber wie „funktioniert“ Milch?
- Was ist Milch funktional?
- Ist es nicht die Milch, die in einer fast untrennbaren Bindung zwischen Mutter und Kind fließt?
- Verspürt der Patient nicht gerade gegenüber solch innigen Bindungen eine für ihn irrationale Abwehr?
- Aristotelisch aber ist dieser Kontext ein Zufall.

- Dieser Mann kann auch nicht gut verdauen.
    - Meint er dabei die Verdauung der Nahrungsmittel oder die der psychischen Umstände?
    - Oder gar beides? Das ist zunächst nicht zu lokalisieren.
    - Sprache an sich ist nicht lokal, sondern funktional.
    - Sprache trennt nicht aristotelisch und deckt daher unverblümt Zusammenhänge auf.
    - Der Patient verdaut offenkundig emotional wie körperlich nicht gut.
    - Aristotelisch aber ist auch dieser analoge, „psychosomatische“ Kontext ein Zufall.

- Der Patient hat Angst vor Tieren und deren Unberechenbarkeit. Er träumt von schweigenden Löwen.
    - Übersetzt man den Begriff des Tieres ins Englische oder Spanische, erhält man den Begriff Animal.
    - Und tatsächlich berichtet dieser Mann gleichzeitig, synchron, dass seine Animalität schweige. Er fühle nichts, wenn er mit einer Frau zusammen sei.
    - Er müsse sich berauschen, um den die Animalität kontrollierenden Kopf wenigstens etwas abzuschalten. Dann aber erfahre er, wie er sagt, „miese Animalität“ teilweise mit Gedächtnislücken. Fürchtet er etwa die Animalität so wie die Tiere, beide wegen deren Unberechenbarkeit? Und lässt deshalb beide schweigen?
    - Tiere und Animalität agieren hier synchron.
    - Aristotelisch aber ist auch dieser Kontext ein Zufall.

- Dieser Kranke verträgt kein Brot. Was hat er für ein funktionales Problem mit Brot? Was bedeutet denn Brot als Funktion?
    - Für ein Brot wird ein Teil aus dem Teig als Kontinuum weggenommen.

- Dieser Teil wird zu einem ganzen Brot.
- Man spricht auch von einem Laib Brot.
- Dann wird diese Ganzheit des Brotes wieder geteilt, zu Deutsch gebrochen.
- Jeder am Tisch isst einen Teil des einen, ganzen Brotes.
- Das wiederum verbindet die gemeinsam Speisenden zu einer Ganzheit, ein Ritus in vielen Kulturen. Das berühmte Bild „Das Abendmahl" von Leonardo da Vinci (61) demonstriert die verbindende Bedeutung oder Wirkung.

- Brot ist also funktional
  - eine aus einem Kontinuum gewonnene
  - Ganzheit („Laib"),
  - die geteilt / gebrochen wird
  - und doch gleichzeitig oder synchron wieder einen Kontext zeigt,
  - den der Speisenden.
- Bleibend ist auch hier die Funktion. Brot und Menschen trennen und verbinden sich, aber der ihnen gemeinsame Kontext, die Ganzheit, bleibt.
- Wen wundert es nun noch, dass gerade dieser Patient das Brot als die mit anderen zu teilende Gemeinsamkeit nicht verträgt?
- Kontextlogisch ist das einleuchtend und begründbar. Aristotelisch ist auch dieser Kontext ein Zufall.

Das ließe sich mit anderen Beschwerden fortführen. Alle, wie der Traum und die irrationale Angst, bringen zur Sprache, wozu das Leben schweigt.

Allen gemeinsam ist eine Funktion, die in dieser stark verkürzten Darstellung wie ein verbindender Kontext schwingt zwischen

- Unverträglichkeit von Milchzucker und engen Bindungen,
- schweigenden Löwen und Schweigen der eigenen Animalität,
- Verdauung von Nahrungsmitteln und nährenden Gefühlen,
- Unverträglichkeit von Brot und vereinigender Gemeinsamkeit.

Diese vier Funktionen bilden deutlich eine Gesamtfunktion. In dieser Kürze lassen sie und ihr Kontext sich natürlich nur sehr ungefähr beschreiben. Eine spezifischere Auswertung aller Daten des Patienten führt zu einer noch spezifischeren Funktionsdiagnose, sprengt aber den Rahmen dieses Buches. In diesem Buch der Logik soll und kann nur die Grundlage der Art der Datenerfassung in sehr einfachem, prinzipiellem Rahmen dargestellt werden.

Diese Funktion ist das offenkundig einzig Bleibende in dem einem Aristoteliker als Chaos erscheinenden Bereich.

- Symptome als diskrete Einzeldaten kommen und gehen,
- die übergeordnete, gemeinsame Funktion aber bleibt.

- Alle Beschwerden synchron in deren Kontext ohne lokale Grenzen zu sehen, eröffnet die Sicht auf eine analoge Funktion, durch die sich die Symptome sinnvoll geordnet zeigen. Analoge Sichtweise lässt diese Funktion erkennen.

Aristotelisches Vorgehen hingegen, das jedes Symptom wie ein diskretes Teil isoliert für sich betrachtet, zerstört diesen Kontext und macht ihn unkenntlich.

DER BEGLEITKOMMENTAR

Wir stoßen hier auf eine ganz andere Sicht der Medizin. Eine so veränderte Herangehensweise will wiederholt werden, um eingeübt zu werden, wie jeder Sicht- oder gar Paradigmenwechsel.

9.3.2 Ein zweites Beispiel

Patient 2 (Beispiel 2) (60) berichtet wörtlich:

- Immer verspüre er einen Druck im Kopf.
- Der Darm schmerze. Nach Entleerung sei das oft besser.
- Auch im Kopf sei er dann klarer.
- Das erscheine ihm wie eine Vergiftung.
- Er wolle am liebsten aufhören zu essen,
- könnte aber im Grunde immer essen.

- Die schlimme Zeit seiner Ehe sei vorbei, er sei geschieden.
- Lange habe es gedauert, bis es so weit gewesen sei.

- Heiße Milch könnte er immer trinken. Das könne er sich nicht abgewöhnen.

- „Wenn er entleert sei, sei das oft besser". Mit dieser funktionalen Aussage verbindet er
    - die Schmerzen des Darmes,
    - den Druck im Kopf
    - und die schlimme Ehe, bei der es lang gedauert habe, bis sie (aus-) geschieden gewesen sei.

- Die Schwierigkeit, zu scheiden, auszuscheiden, zu entleeren zeigt sich deutlich als die bleibende, durchgehende Funktion.
- Aristotelisch ist auch dieser Kontext ein Zufall.

- „Das Verlangen nach heißer Milch"
    - entspricht funktional dem nach einer so untrennbaren Bindung wie der zwischen Mutter und Kind,
    - dazu „heiß", also noch wärmer, intensiver als in der Mutterkindbeziehung,
    - und dies trotz rationaler Abgewöhnungsimpulse dieses für ihn irrationalen oralen Verlangens.

- Kein Wunder, wenn bei einem solchen Bindungsverlangen nicht gut zu scheiden und auszuscheiden ist.

▶ Zusammenhangslogisch ist das einleuchtend und begründbar.
▶ Aristotelisch aber ist auch dieser Kontext ein Zufall.

- „Er wolle am liebsten aufhören zu essen, könnte aber im Grunde immer essen.“ Er will
  - A: aufhören zu essen, und doch
  - Nicht-A: alles essen.

Hier stoßen wir auf zwei widersprüchliche Aussagen. Im Kontext oder Zusammenhang mit den bereits erarbeiteten Aussagen sind beide aber erstaunlicherweise trotz ihrer oder gerade in ihrer Widersprüchlichkeit durchaus verständlich, schlüssig und logisch.

- A: Der Patient will sich befreien von seiner starken oralen Bindungssucht, die ihn nicht gut (aus-) scheiden lässt.
- Nicht-A: Aber er kann es nicht, es gibt einen deutlichen Gegenimpuls, einen Bindungsimpuls. Wie auch bei seinem Versuch, sich die Mengen heißer Milch abzugewöhnen.

In der aristotelischen Logik müssen wir von solchen Aussagen absehen. Sie stellen ein Widerspruchspaar dar und werden dem auszuschließenden Bereich alias Chaos zugeordnet (6.2.2), trotz der Tatsache,
- dass der Patient sie so geäußert hat und
- dass sie ihn funktional sehr treffend zu beschreiben scheinen.

Der aristotelischen Sicht geht diese Information schlichtweg verloren, gemeinsam mit allen Informationen, die diese Information verbindet und mit denen sie Verbindungen aufbaut.

DER BEGLEITKOMMENTAR

Die folgenden Beispiele sind noch knapper dargestellt. Eine fast mathematisch exakte Darstellung würde dieses Buch sprengen. Die Beispiele sollen nur die Existenz und Vielfalt dieser Funktion an einem einzigen Praxistag skizzieren.

9.3.3 Ein drittes Beispiel

Patient 3 (Beispiel 3) (60)

Der nächste Patient leidet nach einer quantenlogischen Therapie nicht mehr an Arthrosebeschwerden und Polyneuropathie. Aber ein bisschen ziehen die Fingergelenke wieder.

Übrig geblieben sei ein Nagelpilz. Dieser plage ihn schon lange, mal mehr, mal weniger.

Dabei erzählt er in allen Varianten, dass er trotz großer Schwierigkeit nach Spitzbergen geflogen sei. Er habe unbedingt die wilden Eisbären dort sehen wollen. Einen Eisbär so frei und nicht eingesperrt zu erleben, sei sein sehnlicher Wunsch gewesen.

Was ist die Funktion von Nägeln? Wie funktionieren Nägel?

- Nägel gehören als Krallen wie Zähne und Haare zu den Körperteilen, welche der Mensch unübersehbar mit dem Tier teilt. Animalität, wie in Beispiel 1, muss hier zumindest auch thematisiert sein wie im ersten Beispiel.
- Aristotelisch gesehen zufällig erzählt er im gleichen Gespräch von seiner Faszination des freien und nicht eingesperrten Eisbären. Auffälligerweise kann er von diesem Thema gar nicht lassen.
- Einen weiteren Kontext bildet die Feststellung des Patienten in früheren Gesprächen, er könne mit seiner Partnerin nie strei-

ten, weil diese immer bei Disputen schweige. Das kommt immer wieder hoch als das psychisch bestimmende Thema. Streit und Selbstbehauptung ist eine typische animalische, weil tierische Eigenschaft.

Als bleibende Funktion kristallisiert sich hier ebenfalls ein Thema der Animalität als Selbstbehauptung heraus, in einem Widerspruch zwischen

- A: dem Zerstören der eigenen Nägel alias Animalität, und
- Nicht-A: einer rational nicht begründbaren Begeisterung für einen freien Eisbären, um nur ein Symptom beispielhaft aus dem Gesamtgespräch herauszunehmen.

- Aristotelisch ist das Aufeinandertreffen auch dieser Symptome zufällig.
- Dort werden sie getrennt wie einzelne Summanden betrachtet.

Das Erkennen funktionaler, analoger Zusammenhänge ist dadurch grundsätzlich ausgeschlossen.

DER BEGLEITKOMMENTAR

Was hier nur in Einzelsymptomen dargestellt werden kann, durchzieht akribisch Symptom für Symptom des jeweiligen Patienten. Der neutrale Beobachter wird nicht mehr an einen Zufall glauben wollen, wenn sich diese eindrucksvollen Kontexte Tag für Tag und Patient für Patient wiederholen lassen.

9.3.4 Ein viertes Beispiel

Patientin 4 (Beispiel 4) (60)

- Die Frau berichtet, sie habe viele Operationen wegen einer Wucherung der Gebärmutterschleimhaut (Endometriose) über sich ergehen lassen.
- Schneidend seien die Schmerzen gewesen, im gesamten Unterbauch, immer wenn diese Krankheit wieder aufgetaucht sei.
- Kinder seien nicht das richtige für sie. Die seien zu quirlig und zu stressig. Sie habe nur einmal daran gedacht, ein Kind bekommen zu wollen, weil es dazu gehöre. Aber das sei nicht aus ihrem Innersten gekommen.

Die Ambivalenz zum Kinderwunsch dokumentiert sich hier eindrücklich:

- A: Die Gebärmutterschleimhaut wuchert trotz mehrfach wiederholter Entfernung an verschiedensten Stellen. Medizinische Laien mögen beachten, dass sich in diese Schleimhaut befruchtete Eizellen einnisten als ein Glied der Funktionskette des Kinderwunsches.
- Nicht-A: Kinderwunsch wird nicht verspürt, abgelehnt.

- Funktional muss das wohl nicht mehr kommentiert werden.
- Dennoch hat niemand diesen Kontext eruiert,
- der aristotelisch natürlich ein Zufall ist.

- Folglich wurde er in der Klassischen Medizin ausgeschlossen.
- In einem Jahrzehnt haben Chirurgen die Patientin jährlich und letztlich doch fast zehnmal erfolglos operiert.
- Vielleicht doch kein Zufall?

9.3.5 Ein fünftes Beispiel

Patientin 5 (Beispiel 5) (60) berichtet wörtlich:

- Es habe mit einem Schnupfen begonnen.
- Der sei nicht gelaufen, die Nase sei zu gewesen.
- Total schlapp sei sie gewesen.

- Dann sei es Schlag auf Schlag gekommen.
- Erst sei ein Pilz in der Scheide gewachsen,
- dem sei eine Zwischenblutung gefolgt, die fast bis zur nächsten Periode gedauert habe.
- Dann habe sie einen heftigen Harndrang verspürt.
- Urinieren habe erleichtert,
- aber an dessen Ende sei der Urin wie ganz heiß gewesen.
- Das sei nicht schmerzhaft, eher unangenehm gewesen.
- Langes Sitzen sei schlimm für den Rücken.

Der Autor als Arzt summiert:

- Die Nase läuft nicht, nichts **löst** sich.
- Pilz in der Scheide. Pilze **halten** sich mit langen Hyphen in der Schleimhaut fest. Sie sind nicht abzuwaschen, abzu**lösen**. Homöopathische Arzneien für ein Problem mit dem Verlieren von **Halt** sind gleichzeitig Arzneien für Patienten mit Pilz (62). Folglich besteht zwischen beiden Störungen ein deutlicher Kontext.
- Die Blutung als Ab**lösung** der Schleimhaut der Gebärmutter zieht sich sehr lange hin.
- Urin **lösen** erleichtert.
- Am Ende des Urin **Lösens** unangenehmes Gefühl.
- Langes Sitzen als **Haltung** bewahren ist schlimm.

Die bleibende Funktion zeigt sich in dem Widerspruch

- A: Lösen
- Nicht-A: Halten

Patientin 5 (60) Teil 2

Der Autor wirft daraufhin im Gespräch ein:
- Wenn ich mir das so anschaue, sieht das aus wie ein Thema von Halten und Lösen.

Die Patientin schaut betroffen:
- Ja, das sei ihr (!) Thema.
- Die Partnerschaft sei schwierig.
- Sie wisse nicht, ob Halten oder Lösen.
- Einmal habe sie das Verhältnis schon ganz gelöst,
- dann nach Tagen doch gehalten.

Funktionale Sicht lässt
- aus mehreren Zusammenhängen
- auf einen übergeordneten Kontext schließen,
- der auch Voraussagen erlaubt.

Etwas in der Klassischen Medizin ganz Neues taucht hier auf. In seiner Vielfalt wird es den Klassischen Mediziner zunächst eher verunsichern. Hatte er sich nicht gerade vor dieser Datenmenge retten wollen mit seiner Ausschlussdiagnose „Funktionale Störung"? Nun aber werden hier die verschiedenartigsten Informationen in Beziehung gesetzt. Für den Teiledenker riecht das eher nach Chaos, das so sicher ausgeschlossen schien, nachdem es unter aristotelischen Verschluss geraten war. Sollte man das Chaos nicht besser in dieser Büchse der Pandora belassen?

Einfach wegdenken lässt sich diese Funktion aber auch nicht gut, besonders nicht in der Medizin. Angesichts der zahlreichen ungeheilten Leiden unter der aristotelischen Logik wäre das wohl auch schlichtweg unärztlich.

Wie sicher diese Funktionen andererseits sind, zeigt das häufige Erstaunen der Patienten, wenn sie diese erfahren. Sie empfinden sich im psychischen Aspekt der Funktion oft mit ungeahnter, präziser Klarheit erkannt. In zweihundert Stunden habe ihre Therapeutin nicht so den Nagel auf den Kopf getroffen wie er in einer Stunde, berichtete eine Patientin des Autors, lediglich nach Darlegung der sich in den Symptomen zeigenden Funktion.

DER BEGLEITKOMMENTAR

Fluchtgedanken vor diesem Zusammenhang wären also wissenschaftliche Feigheit. Damit bleibt nur der Weg, die Sicherheit, die Aristoteles für die Teile fand, nun auch für diese Funktion einzufordern. Das mag zunächst schwierig erscheinen. Aber es lockt eine kausalere Medizin. Sollte dafür irgendein Preis zu hoch sein?

Dann ist die Frage zu klären:
Wie lässt sich diese Funktion wissenschaftlich am besten fassen?

10. Eine neue, funktionale Struktur

10.1 Das Dritte bleibt trotz Chaos

Im letzten Kapitel wurden Regeln des Aristoteles missachtet.

- Weder wurden die Widersprüche ausgeschlossen
- noch das Dritte des Aristoteles.

Dennoch zeigt sich etwas Bleibendes. Doch dieses Mal sind es nicht die säuberlich getrennten Teile des Aristoteles, vielmehr zeigt sich ein bleibender funktionaler Kontext, der sich innerhalb des vielfältigen Chaos herausformt.

Für jenen Wissenschaftler, der im Abstrahieren geübt ist, zeigt sich das Bleibende im Kontext der Symptome.

Es zeigt sich

- nicht im isoliert herausgearbeiteten, diskreten Symptom A und

- nicht im diskreten Symptom Nicht-A,
- sondern nur in deren Kontext.

Es geht nicht um A und auch nicht um Nicht-A.
Es geht um ein Drittes.
Das Dritte äußert sich in einer Funktion in und zwischen beiden.

- In jedem unserer Beispiele bleibt sie durchgehend,
- während A und Nicht-A als Symptome wechseln.
- Sie wirkt wie die eigentliche Erklärung des Ganzen,
- indem sie die Bedeutung von A und Nicht-A definiert,
- eine gemeinsame funktionale Bedeutung beider,
- die beide aus dem Dritten heraus vernetzt.

Die neue Struktur bekommt also bereits Konturen.

- Die erste Qualität, die ihr zuzuschreiben ist,
- ist ihre klassische Zugehörigkeit zum Dritten des Aristoteles.
- Bei Ausschluss des Dritten wird sie latent.

DER BEGLEITKOMMENTAR

Für einen Aristoteliker ist das ein Erdbeben.
Erst wird das Chaos zugelassen, dieser Graubereich des Dritten.
Und nun zeigt sich dort auch noch eine neue, hintergründig vernetzende Struktur.

10.2 Das im Chaos bleibende Dritte zeigt Funktion

- Gegen diese funktional wirkende Struktur scheint der Betroffene trotz aller Mühen nicht angehen zu können. Das wird übereinstimmend berichtet (siehe auch Beispiele 9.3), analog dem ungeheuren chronischen Misserfolg der Klassischen Medizin trotz ihrem enormen Aufwand (13).

Diese Funktion weist also eine Tendenz oder einen Impuls auf.

- „Was sie anfängt, bringt sie nicht zu Ende“, berichtet Beispielpatientin 1 (siehe 9.3.1).

- Diese bleibende Funktion zeigt sich als ein roter Faden,
- der sich durch das Leben der Patientin zieht.
- Ihre vielfältigen Ansätze, etwas anzufangen,
- führen zu keinem Ende, was auch immer sie versucht.
- Immer wieder erlebt die Patientin das Gleiche,
- als sei das eine ihr vorbestimmte Funktion.

- Ansätze ihres Tuns hat sie variieren können,
- nicht die Funktion des Nichtbeendens.
- Diese Funktion ist durchgehend,
- nicht die einzelnen lokalen Ansätze, Daten, Symptome.

DER BEGLEITKOMMENTAR

Die aus dem Dritten hervorgehende, neue Struktur zeigt Funktion. Lässt sich aus dieser Funktion ein Parameter herausarbeiten, mit dem man sie aufspüren kann? Bisher scheint es eher ihr Schicksal zu sein, nicht wahrgenommen zu werden.

10.3 Iteration als Parameter der bleibenden Funktion

Natürlich kann man alle erkennbaren Strukturen übersehen. Der funktionale Kontext aus dem Dritten ist dem Risiko der Latenz aber noch deutlicher ausgesetzt.

- Denn mit einer strikt punktuellen Beobachtung,

- das heißt nur zu einem Zeit-Punkt oder
- nur bezüglich eines nahezu „punktuellen" (Fach-) Gebietes,
- steigt die Wahrscheinlichkeit extrem an,
- dass der funktionale Kontext übersehen wird.
- Fällt er doch erst dadurch auf,
- dass er den Raum oder Zeitraum übergreifend wirksam ist.

Erst durch **Iteration** (63) fällt diese Struktur auf, wenn sie sich
- an verschiedensten Stellen
- zu verschiedensten Zeiten
- in verschiedenartigsten Ausprägungen wiederholt.

Iteration kommt aus dem Lateinischen.
„Iterare" bedeutet dort „wiederholen" (17).

- Bei iterativer Betrachtung
- unter Annahme der Möglichkeit eines Kontextes
- zeigt sich eine nicht an eine Stelle oder Zeit oder Ausprägung gebundene und daher wie vagabundierende Struktur,
- die nirgends oder überall zuhause ist.

Wie sollte diese Struktur einem Arzt auffallen, der - wie der Autor früher - 130 bis 200 Patienten am Tag behandelt? Ein solcher Arzt ist gezwungen, in Zeit-Punkten zu behandeln.

Nur wenn ihm soviel Zeit bleibt, dass er die Zeit-Punkte zu einem Zeit-Raum verknüpfen kann, wird er diese vernetzende, ganzheitlich hintergründige Funktion ansatzweise wahrnehmen können.

- Hier zeigt sich, dass 60 Minuten weniger sind als 1 Stunde.
- Das Ganze ist mehr als die Summe.

DER BEGLEITKOMMENTAR

Die neue, aus dem Dritten hervorgehende Struktur zeigt also Funktion wie Iteration. Was ist das für eine funktionale, iterative Struktur, die sich – wie bei den Beispielen (siehe 9.3.1 ff.) – oft an psychischen und psychosomatischen Modellen erklären lässt, sich aber genauso auf handfeste körperliche Beschwerden bezieht?

10.4 Primär ist Funktion, nicht „Psychosomatik“

- Wir sind geneigt, solche Funktionen strikt an **psychischen** Gegebenheiten und Anlässen festzumachen, weil wir eher imstande sind, die Psyche als den Körper funktional zu begreifen. In ganz **körperlichen** Beschwerden zeigt sich aber die gleiche Funktion wie in Gefühl und Geist. Folglich geht es hier keineswegs um primär psychische Vorgänge.
- Es handelt sich auch **nicht um psychosomatische** Prozesse, da sich in dieser Funktion kein Hinweis dafür findet, dass der Zusammenhang, den wir als Psyche empfinden, primär über den Körper gesetzt sei.
- Hier zeigen sich schlichtweg prozessuale Funktionen. Funktionen sind **zunächst schlicht abstrakt und eher wie mathematisch** zu begreifen.

- **Funktion ist weder Körper noch Psyche.**
- **Funktion ist so unabhängig von Körper und Psyche**
- **wie die Mathematik von der Physik** (12).
- **Funktion ist wie eine Mathematik von Psyche und Körper.**

- **Psychische und körperliche Symptome**
- **sind quantenlogisch sekundäre (!)**
- **und durchaus gleichwertige Ausdrucksformen**
- **und nur Ausdrucksformen (!)**
- **dieser einen primären mathematischen Funktion.**

Anders ist das in der Klassischen Sicht. Weil sich das geltende aristotelische Paradigma im physisch-technischen Bereich als deutlich erfolgreicher erweist als im psychischen, wie dargestellt (siehe 0.1, 7.3.2),

- erlaubt dieses Paradigma eher ein Abweichen
- im psychischen
- als im körperlichen Bereich.

- Im Psychischen kann es sich nicht wirklich behaupten.
- Folglich gibt das Klassische Paradigma dort weniger Halt
- und fesselt dementsprechend weniger paradigmatisch.
- Daher erlaubt sich Wissenschaft dort mehr Spielraum
- als im technischen Bereich, wo seine zwingende Einhaltung Triumphe verspricht.
- Was den unterschiedlichen Erfolg des klassischen Vorgehens in beiden Bereichen bewirkt, wird noch zu diskutieren sein.

- Paradigmen wirken wie Zwänge, denen man blind folgt,
- solange man auf die Gegenleistung einer bis zum Beweis des Gegenteils unbesehenen Sicherheit spekuliert (64).

DER BEGLEITKOMMENTAR

Nun ist die neue Struktur grundsätzlich fassbar. Sie ist am besten als mathematisch-abstrakte Funktion zu begreifen, die durch Iteration aufzuspüren ist, wenn man das Dritte grundsätzlich zulässt.

Natürlich rührt eine Struktur, welche die Grundvoraussetzungen der geltenden Logik einer Wissenschaft nicht hinnimmt, das herrschende Paradigma an. Das zieht Verunsicherung nach sich. Ein tatsächlicher Paradigmenwechsel aber wäre in einer Wissenschaft nur angezeigt, wenn er mehr brächte, als er nähme, indem er tatsächlich an die Wurzel des Problems dieser Wissenschaft rührte. Krankt die Medizin also tatsächlich am Fehlen dieser Funktion?

10.5 Ohne bleibende Funktion wechselnde Symptome

Auch in der Klassischen Medizin wird diese funktionale Struktur hin und wieder umrissartig erkannt. Sie wird aber umgehend wieder aristotelisch ausgeschlossen und unter der Bezeichnung „Funktionale Störung" schlicht nicht weiter verfolgt (siehe 0.1).

- ► Sie wird also erkannt,
- ► aber aus paradigmatischen Gründen nicht anerkannt.

Die fast archetypische, Wahrnehmungen ausschließende Wirkung eines Paradigmas auf doch studierte Geister ist beeindruckend. Allerdings zeigt sich gerade darin die Überordnung solcher Strukturen. Ist doch das Paradigma selbst eine solche nicht punktuell festgemachte Struktur aus dem Dritten des Aristoteles und damit bereits per definitionem aus dessen wahrgenommenem System ausgeschlossen (8).

Mit dem Rückzug aus Diagnostik und Therapie einer solchen funktionalen Struktur geht uns Medizinern die Information über deren Krankheitswert verloren.

- Das kann gefährlich werden wie der Reaktor von Tschernobyl,
- denn Ignoranz einer Sache vernichtet nicht deren Existenz.

„Die Natur ist unerbittlich und unveränderlich,
und es ist ihr gleichgültig,
ob die verborgenen Gründe und Arten
ihres Handelns
dem Menschen verständlich sind oder nicht!"

Galileo Galilei (66)

Das Fehlen der Information über eine bleibende Funktion bleibt nicht ohne Folge:

- Logischerweise muss das Übersehen

- einer bleibenden und damit stabilisierenden Funktion
- ein instabiles, unruhiges Wechselspiel nach sich ziehen.

- Tatsächlich zeigt sich diese Unruhe in jeder Allgemeinpraxis.
- Meist folgt ein Symptom zusammenhangslos dem anderen.
- Dadurch zeugen Datenberge von immer neuen Beschwerden,
- die - jede für sich aristotelisch isoliert - fleißig und mühevoll ohne ein durchgehendes Gesetz behandelt werden.

Diese in den Naturwissenschaften ganz unübliche Vordergründigkeit ohne hintergründig ruhendes Naturgesetz wird in der Klassischen Medizin paradigmatisch akzeptiert und nicht hinterfragt. Dass die Klassische Medizin bei dem oft fliegenden Wechsel diskreter Symptome dennoch Erfolge zeigt, ist dementsprechend geradezu bewundernswert.

Das ist gar nicht sarkastisch gemeint, sondern mit einem gewissen Bedauern versehen. Es erfordert einen enormen Aufwand, den Ärzte leisten müssen und auch leisten. Sie rennen jedem einzelnen der vielfältigsten diskreten Symptome isoliert mit höchster Perfektion nach. Welch ein Einsatz wird hier gebracht mit dem Ergebnis von 46% nicht wirklichen Heilungen mit ansteigender Tendenz (13)! Menschlich, wissenschaftlich und ökonomisch scheint das schwer akzeptabel.

Telefonischer Bericht eines Patienten (Beispiel 8) (60).

Dieser Bericht wurde zufällig herausgegriffen aus der Telefonsprechstunde des Autors vom Vortag der Niederschrift.

- Der Patient leide im Moment an einer ganz schlechten Phase.
- Erst sei im Bereich der Zähne eine Entzündung aufgetreten.
- Dafür habe er Antibiotika erhalten.

- In der Folge habe sich eine Darmentzündung mit Durchfällen entwickelt.
- Der Hausarzt habe das im Zusammenhang mit dem Antibiotikum gesehen und ihm Tabletten verschrieben.
- Darauf sei der Darm besser geworden.

- Danach seien erstmals in seinem Leben Hämorrhoiden spürbar geworden.
- Diese habe er veröden lassen.

- Dann sei beruflich eine große Belastung auf ihn zugekommen.
- Dieses Mal sei er körperlich total schlapp gewesen.
- Und die Durchfälle seien wieder aufgetreten.

- Danach habe sich am Darmausgang ein eitriger Abszess entwickelt.
- Der Patient vermutete nun einen Zusammenhang mit den anderen Beschwerden.

- Der Facharzt habe ihm geantwortet, er sehe hier keinen Zusammenhang. Man habe dort Duftdrüsen, und die hätten sich „halt" entzündet. Nun vollziehe er Sitzbäder seit fünf Tagen.

- All diese Symptome seien in einem Zeitraum von nur 8 Wochen aufgetreten! Ein Ende sei nicht abzusehen.
- Ein ähnliches Beispiel wurde schon unter 7.3.3 dargestellt
- und ließe sich beliebig zeitlich wie lokal erweitern.

- Trotz perfektionierter Lokaltherapie ist ein Ende der Therapie alias eine Heilung hier nicht in Sicht. Das belegt, dass die angewandten Therapien nicht kausal sind.
- Die Begründung des Spezialisten, er sehe keinen Zusammenhang, ist typisch. Sie geht aus seiner klassischen Logik hervor. Sie sagt aber nur aus, dass er den Zusammenhang nicht sieht.

Die paradigmatische Einseitigkeit der Klassischen Medizin ist also so manifest wie der Zusammenhang der herrschenden Krise mit ihr. Das Paradigma der Klassischen Logik ist daher in der Medizin nicht zu schonen. Die Entwicklung einer Therapie der bleibenden Funktion aus dem Zusammenhang und weniger einer der Einzelsymptome ist angezeigt, weil sie kausaler zu sein scheint.

DER BEGLEITKOMMENTAR

So deutlich wird, dass die Medizin aristotelisch nicht weiterkommt, so undeutlich ist die neue, funktionale Struktur noch beschrieben.

- Die mathematisch-abstrakte Funktion,
- die durch Iteration aufzuspüren ist,
- sofern man das Dritte grundsätzlich zulässt,
- ist noch nicht griffig genug, um Behandlungswege zu finden.

- Soll diese Struktur in der Medizin wirklich Sicherheit geben,
- muss sie so exakt beschrieben und erarbeitet werden
- wie eine Teilaussage bei Aristoteles.
- Der erste Versuch, sie exakt zu analysieren,
- wird daher natürlich aristotelisch sein.

E. Quantenlogik aristotelisch begreifen?

Aus der Aristotelischen Trennungslogik kommt den Symptomen und Krankheiten vielfältig Zufälligkeit zu. Sie erscheinen „halt" statistisch in einer bestimmten Häufigkeit, ein Patient gehört einfach zu der Gruppe der Krebspatienten. Da jede Medizin Symptome verhindern will, muss sie einen Weg suchen, die aristotelische Annahme der Zufälligkeit zu entkräften. Sonst ist die Medizin hilflos einer Zufälligkeit ausgesetzt.

Ein exakt fassbarer Kontext in der Art der gefundenen funktionalen Struktur aus dem Dritten,

- der auch in der Medizin räumlich und zeitlich bleibender wäre als die aristotelischen Strukturen
- und aus dem das Auftreten der Symptome eine umfassendere, aus dem Ganzen hervorgehende kausale Begründung fände,

könnte möglicherweise diese Dienste leisten.

Gesucht ist damit eine

- möglichst bleibende, also chronische,
- exakte,
- zusammenfassende Funktion,
- die den Symptomen ihre langfristige Zufälligkeit nimmt,

um bleibender zu heilen.

Chronisch Kranke würden damit bleibender, „chronisch" geheilt.

Dazu muss das von Aristoteles ausgeschlossene Dritte

- zunächst als ein Kontinuum
- oder als ein einziger Kontext

begriffen werden,

- zum Beispiel zwischen allen Symptomen eines Patienten
  - jeglicher Lokalisation,
  - jeglicher Art,
  - zu jeglichem Zeitpunkt.

- Die wissenschaftliche Klärung dieses Dritten
- soll wie in der Physik zunächst klassisch versucht werden.
- Niels Bohr hatte die Physiker auf die Klassischen Begriffe eingeschworen (67).

Niels Bohr wollte eine allzu große Umwälzung vermeiden.

- Bereits gewonnene wissenschaftliche Aussagen,
- die auf Klassischen Begriffen ruhen,
- sollten nicht verloren gehen.
- Also drang er darauf, diese Begriffe zu erhalten.

- Dieser Vorschlag ist durchaus ökonomisch,
- verhindert er doch sinnlose Zerstörung.
- Aber er muss sich als möglich erweisen.
- Sonst zerbricht dieser Weg an der Realität.
- Wissenschaft bevorzugt zunächst immer diese Ökonomie,
- um eine sonst fällige Revolution zu umgehen (68).

DER BEGLEITKOMMENTAR

Die spannende Gretchenfrage lautet folglich:
Kann aristotelische Logik mit ihren Klassischen Begriffen funktionale Zusammenhänge umfassend beschreiben?

11. Beobachter und Interesse

11.1 Das Interesse des Beobachters fließt mit ein

In seiner Vorstellung ist der klassisch-logische Beobachter
- völlig getrennt von
- den beobachteten Objekten.

In der Realität ist diese Trennung aber nicht möglich.

- Die Antwort der Wirklichkeit
- hängt untrennbar von der Wahl der Teile ab,
- zwischen denen eine Wechselwirkung gemessen wird.
- Diese jedoch definiert der Beobachter.

Das geht noch weiter:

- Was er nicht definiert, kann er nicht messen.
- Er kann es nicht erkennen (siehe 0.).
- Die Richtung seines Interesses ist also eminent bedeutsam.
- Sie fließt unweigerlich in den Prozess mit ein.

DER BEGLEITKOMMENTAR

Wo aber landet klassisch diese ausgeklammerte Einwirkung des Beobachters, wo finden wir sie im aristotelischen System?

11.2 Die Wirkung des Dritten trotz aristotelischer Latenz

- Das Interesse des Klassischen Beobachters liegt in der Feststellung von Vorgängen.
- Dafür beobachtet er Wirkungen zwischen den von ihm zuvor diskret, also aristotelisch getrennten Teilen A und Nicht-A.

- Erst nach dieser Trennung
- und somit in deren Folge
- beobachtet er Kräfte.

- Sind Kräfte also Folge der Trennung?
- Er selbst hält diese Kräfte für strikt exogen,
- obwohl sie erst nach seiner trennenden Aktion auftauchen.

- **Vor** und bei der Trennung muss er die Kräfte übersehen.
- Sie sind weder A noch Nicht-A
- und folglich ein Drittes.
- Als solches muss er sie ausschließen.
- Er muss sie primär als nicht <u>wirk</u>lich oder <u>wirk</u>sam definieren.

- Und doch <u>wirken</u> sie.

- Denn **nach** der Trennung der Teile misst er sie selbst
- in Form der Wechsel<u>wirkung</u> zwischen den Teilen.

- Folglich übergeht er paradigmatisch
- die mögliche Aus<u>wirkung</u> seines ersten prozessualen Schrittes,
- des Eingriffes der Trennung der Teile.

- Diese Aus<u>wirkung</u> sinkt für ihn definitionsgemäß in Latenz,
- hat er doch nur auf ein potentielles Drittes eingewirkt.
- Ein solches aber ist definitionsgemäß ausgeschlossen.

- Der klassische Beobachter in der Medizin denkt gar nicht über Folgen der Trennung in Teile nach.
- Er glaubt paradigmatisch an das Additionsparadigma.
- Dieses formt seine <u>Wirk</u>lichkeit.
- So existiert sie stets aus diskreten, zusammengefügten Teilen.
- Anderes ist für ihn obsolet und nicht denkbar.
- Es liegt außerhalb der klassisch denkbaren Strukturen.

- Das – somit klassisch latente – Interesse an der Beobachtung
- mit der daraus folgenden Trennung in Teile führt nachträglich
- zur nicht latenten Messung lokaler Kräfte.

- In ihnen zeigt sich die latente Einwirkung des Beobachters
- und damit sein Interesse.
- Die Messung lokaler Kräfte bringt und schließt ihn wieder ins Geschehen mit ein.
- Nur ist das für ihn primär latent.

Auch in der Klassischen Physik spricht man heute statt von Kraft von Wechselwirkungen, um die Einseitigkeit der klassischen Kraftvorstellung zu relativieren.

DER BEGLEITKOMMENTAR

Klassische Logik schaut offenkundig gezielt an dem vorbei, was „interessiert“. Paradigmatisch übersieht sie mögliche primäre Zusammenhänge. Über den Ausschluss des Dritten reinigt sie ihr System davon.

Folglich gilt es, diesen Reiniger abzustellen und dann zu schauen, was das aristotelische System ohne ihn zu erkennen vermag.

11.3 Der Einschluss des Dritten als Interesse

In der Klassischen Logik wird ein Kontext immer

- nach Teilung
- und durch Teile und Teilung gefiltert
- und damit erst **sekundär**

wahrgenommen.

- Der nun gesuchte Kontext zeigt aber medizinisch eine den diskreten Teilen/Symptomen **übergeordnete, primäre** Qualität.
- Das belegen auch die dargelegten Beispiele (siehe 9.3.1 ff.).

- Es kommt aber auch in dem Wort Zu-fall zum Ausdruck,
- das auf einen funktionalen Höhenunterschied hinweist,
- bei dem die Ebene des diskreten Ereignisses,
- auf die der Zufall „fällt“, funktional
- unter der zusammenhängenden virtuellen Ebene liegt,
- die den Zufall generiert.

- Um diesen Kontext exakt wahrnehmen zu können,
- darf er nicht primär ausgeschlossen werden.
- Dazu muss die Struktur der Logik eine Änderung erfahren.

3. Satz der Medizinischen Quantenlogik

Das Dritte des Aristoteles wird zugelassen.
Das primäre Zulassen des Dritten (ohne Subtraktion) ist der Weg der Ganzheits- oder Quantenlogik.
Der primäre Ausschluss des Dritten (Subtraktion) ist der Weg der Klassischen Logik.

- Nun ändert sich das Interesse des Beobachters,
- der nicht mehr nur auf diskrete Teile und lokale Kräfte schaut.
- Jetzt gesteht er auch dem Dritten die Möglichkeit einer primären Existenz zu.
- Er schließt dieses Zwischen-Sein in seine Logik mit ein.

Das wird höchst interessant, wenn man bedenkt, dass Zwischen-Sein lateinisch Inter-esse heißt (siehe 8.1).
- Dann korreliert das Dritte
- als Zwischensein zwischen den diskreten Teilen des Aristoteles
- mit Interesse.

Tatsächlich zeigen auch die Beispielfälle (siehe 9.3.1 ff.), dass sich bei Einschluss des Dritten eine Struktur finden lässt, die als eine bleibende Funktion
- eine Tendenz, Wirkung oder
- ein Interesse zeigt.

Folglich findet sich mit
- dem Interesse des Beobachters
- ein zweites Interesse im zusammenhängenden Objekt.

Mit dem Zulassen
- des Interesses des Beobachters am Dritten wird
- das Interesse im beobachteten Objekt wahrnehmbar.

Woher entsteht dieses Interesse im Objekt?

1. A und Nicht-A sind nicht identisch (siehe 6.2.1).
- Sie liegen funktional nicht an gleicher Stelle.
- Sie sind also grundsätzlich funktional distanziert.

2. A und Nicht-A sind auch widersprüchlich (siehe 6.2.2).
- Widerspruch ist die größte funktionale Distanz.
- Sie sind funktional nicht nur grundsätzlich,
- sondern so weit als möglich distanziert.

3. Ein Drittes zwischen A und Nicht-A wird ebenfalls nicht zugelassen (siehe 6.2.3)
- Sogar eine zusätzliche Beziehung über ein Drittes
- von A oder Nicht-A wird unterbunden.
- So bleiben beide sicher funktional so weit als möglich distanziert.

Daraus folgt:
- A und Nicht-A sind funktional so weit als möglich auseinander gesetzt = distanziert.

- Zwischen beiden entsteht ein funktionaler Zwischenraum,
- ein Inter-esse (siehe 8.1, 11.3).
- Also entsteht aus der aristotelischen Trennung
- mit der Distanzierung von A und Nicht-A
- ein funktionaler, dritter Zwischen-Raum C,
- leer von A und Nicht-A (siehe 6.2.2) (30),
- mit der Funktion eines primär nichtlokalen Interesses.

Hier treffen wir exakt jene Distanz wieder, die Aristoteles außen vor lassen wollte (siehe 6.3.2). Und welche eine Bedeutung gewinnt sie nun!

a) Ohne primären Ausschluss zeigt sich das Dritte damit
- ungeteilt als Kontinuum,

- ein durchgehendes und nicht diskretes Interesse.

b) Bei primärem Ausschluss dieses Dritten oder Zwischenseins hingegen - wie in der Klassischen Medizin und Physik üblich - werden nur Symptome messbar, die eigentlich sekundäre Wechselwirkungen des ausgeschlossenen Kontinuums darstellen (siehe 11.2).

- Diese Wechselwirkungen alias Symptome (b) sind nicht nur polymorph bei bleibender gemeinsamer Grundstruktur wie in den Beispielfällen (siehe 9.3.1 ff.).
- Sie können auch an verschiedensten Stellen, also multilokal auftreten. Deren Ursprungsebene oder ursprüngliches Interesse ist also potentiell ubiquitär oder nichtlokal (siehe 9.1, 11.4). Das vielfältige und „zufällige“ Auftreten von Symptomen ist ein lebendiges Zeugnis dafür (siehe 10.5).

DER BEGLEITKOMMENTAR

Mit dem Ende des Ausschlusses des Dritten verändert sich die Welt. Allzu Wesentliches hatte der Ausschluss des Dritten der Medizin vorenthalten, nur um die Welt für das Teilemodell vorab zu klären und zu „cleanen“.

11.4 Die eigentliche der zwei Formen des Dritten

- Klassische Logik schließt das Dritte primär aus (a).
- Quantenlogik lässt das Dritte primär und ungetrennt zu (b).

- Setzt man beide Vorgehensweisen in Beziehung,
- ergibt sich eine Komplementarität.

Das Dritte zeigt sich hier in zwei Formen:
Wo es sich in der Klassischen Logik in Form

- polymorpher Kräfte und Wechselwirkungen (a) darstellt,

erscheint es in der Quantenlogik als

- bleibendes und bleibend wirksames Interesse und Kontinuum (b).

- Die konkreten, multiplen physikalischen lokalen Formen (a) entsprechen folglich
- dem Kontinuum und Interesse (b).
- Da in (b) auch das Dritte primär zugelassen
- und damit mehr Wirklichkeit akzeptiert wird,
- darf davon ausgegangen werden, dass
- die eigentliche oder wirklichere Form des Dritten
- ein Interesse als Kontinuum ist.

DER BEGLEITKOMMENTAR

Die neue Sicht steht also nicht hinter der klassischen zurück.
Die klassische war in der Technik ein Symbol für Sicherheit.
Wie sicher wird die quantenlogische in der Medizin?

11.5 Der normierte Beobachter

Da nun das Interesse innerhalb des beobachteten Objektes (siehe 11.3) mit dem auf das Objekt gerichteten Interesse des Beobachters (siehe 11.2) korreliert, zeigt sich eine Abhängigkeit des Objekts vom Beobachter. Geht diese so weit, dass er mit seinem Interesse willkürlich definiert, was er sieht?

Dann wäre die Wirklichkeit eine freie Illusion des Beobachters.
Dagegen hatte Aristoteles die geniale Trennungslogik eingesetzt
und den Beobachter sicherheitshalber normiert,
ihn in Normen gezwängt.

Aristoteles hatte das pfiffig angestellt. Er wollte Unabwägbarkeiten bestmöglich ausschließen.

- Ein Korsett von Regeln sollte den sonst kaum objektivierbaren Beobachter normieren
- und dessen subjektive Variablen nicht wirksam werden lassen.
- Deshalb nahm Aristoteles die abwägenden Grautöne heraus,
- eben weil sie durch den Beobachter abgewogen waren.

Er kreierte damit paradigmatische Scheuklappen dem, die nur noch Schwarz und Weiß als Wahrnehmung zuließen. Dieser wissenschaftliche Katechismus brachte ein Kunstprodukt hervor, den normierten Beobachter der Klassischen Physik, der austauschbar wurde wie ein Fotoapparat.

Der Revoluzzer Albert Einstein sagte einmal:
Um ein tadelloses Mitglied einer Schafherde sein zu können, muss man vor allem ein Schaf sein (69).

DER BEGLEITKOMMENTAR

Auch in der Wissenschaft scheint es einfacher zu sein, sich brav wie ein Schäfchen nach einem Katechismus zu richten. Man gehört dann zur herrschenden Wissenschaftsgemeinde und sieht die Welt mit deren Augen.
Was aber wird passieren, wenn wir es dennoch wagen, die Klassischen Regeln außer Kraft zu setzen, um das primäre und ursprüngliche Gesicht von Zusammenhängen zu erkennen?

12. Der Kontext

- Schließt man das Dritte nicht mehr aus,
- wird Aristoteles' großer Sicherheitsriegel zurückgeschoben.
- Verliert das System nun seinen Halt?
- Wird alles von Unsicherheiten und Grauzonen überflutet?

- Kann der Beobachter jetzt alles behaupten und erfinden,
- da fragliche Halbheiten auch zugelassen werden?
- Überraschenderweise ist das keineswegs so.

Ein neuer Parameter zeigt sich in der Quantenlogik wirksam.

- In der Klassischen Logik war er latent,
- weil ihn der Ausschluss des Dritten kaschierte.

Dieser Parameter ist der Kontext.

Zur Erinnerung: Kontext nennt man die Zusammenhänge mit der Umgebung, die begleitenden Umstände (siehe 6.3).

- Der Kontext von A beinhaltet die funktionale Umgebung von A,
- also die Umstände, die in Beziehung zu A stehen,
- und damit das Dritte sowie Nicht-A.

- Der Kontext von Nicht-A beinhaltet analog das Dritte und A.

4. Satz der Medizinischen Quantenlogik

Der Kontext eines Objektes (A) umfasst
- **das Dritte**
- **und das Widersprüchliche (Nicht-A = das Zweite)**

des Aristoteles.

DER BEGLEITKOMMENTAR

Bei Wegfall des Sicherheitsriegels des Aristoteles, dem Ausschluss des Dritten, erscheint unversehens ein neuer Parameter, der Kontext. Übernimmt der neue Parameter auch die Funktion des alten? Wie entsteht er? Wie lässt er sich exakt definieren?

12.1 Der Kontext als das Dritte definiert

An den Beispielen (siehe 9.3.1 ff.) zeigt sich deutlich, dass Symptome wie die Essstörungen der Patienten 1 (siehe 9.3.1) und 2 (siehe 9.3.2) trotz des gleichen Begriffs, der gleichen Diagnose „Essstörung“ essentiell verschieden sind. Erst im Kontext mit den anderen Symptomen zeigt sich deren ganze Bedeutung. Der Kontext untermauert oder minimiert die Wahrscheinlichkeit, eine Aussage richtig begriffen zu haben.

- Im Fall 1 bilden Angst vor Tieren und Unverträglichkeit von Brot gemeinsam mit anderen Symptomen den Kontext zueinander.
- Das eine Symptom ist dabei jeweils Kontext der anderen,
- womit eines das andere funktional mit definiert.

- Gegenseitig bestätigen sie eine gemeinsame Funktion.
- in die jedes Symptom seine Farbe einbringt,
- die in der des anderen aufgeht
- und damit individuell unkenntlich wird
- wie Zahlen nach einer Multiplikation.

- Aus ihnen entsteht ein zusammenhängendes Ganzes,
- ein „verwobenes“ (= contextus, siehe 6.3) Ganzes,
- das sich gegenseitig quasi webt und verwebt.
- Kontexte definieren sich gegenseitig.
- Nur gemeinsam formen sie den einen Kontext.

5. Satz der Medizinischen Quantenlogik

Ein Kontext definiert den anderen.

- Bei Einschluss des Dritten ist
- der Kontext
- ein definierender Parameter.
- Er beinhaltet das Dritte und das Widersprüchliche.

Kontexte definieren sich gegenseitig
und strukturieren so einen gemeinsamen Kontext.

Auch der von der aristotelischen Eingrenzung befreite Beobachter definiert also nicht frei nach Gutdünken. Das Dritte und das Widersprüchliche, der **Kontext des beobachteten Objekts,** grenzen ihn nun ein.

- **Der Kontext des Objekts definiert umso mehr mit,**
- je mehr der Ausschluss des Dritten wegfällt.

- Zunehmender Einbezug des Dritten impliziert
- zunehmende Bedeutung des Kontextes.

Der in der klassischen Vorstellungsweise so wichtige Zufall erhält in der Quantenlogik immer weniger Raum. Er bekommt in der Quantentheorie klassischer Art vermutlich nur deshalb einen hohen Rang, weil er eben keiner mehr ist, sondern eine Information in sich trägt, die klassisch nicht möglich ist: Den Kontext.

DER BEGLEITKOMMENTAR

Gibt es eine formale Qualität des gegenseitigen Kontexts, an der sich dessen Bedeutung für die zusammenhängende Struktur messen lässt?

12.2 Kontext durch Distanz

- Die Kunst des aristotelischen Beobachters bestand darin,
- den Kontext nicht mit einzubeziehen,
- sondern nach allen Regeln der Kunst auszuschließen,
- um A klar von Nicht-A zu trennen oder zu subtrahieren.

- Genau dieser paradigmatische Tabubruch ist nun gefordert.
- Der Kontext soll gerade nicht übersehen werden,
- sondern entscheidet jetzt mit, nicht nur in der Medizin.

Im Beispiel 5 (siehe 9.3.5) bilden Probleme
- des Lösens des Schnupfens,
- des Lösens des Harns,
- der Zwischenblutung als Lösen von Schleimhaut
- und des Lösens vom Partner

miteinander einen Kontext im Begriff des Lösens.

- Immer wieder erscheint das gleiche funktionale Thema
- wie eine durchgehende Struktur im Kontext,
- die sich erst in diesem messbar definiert.

- Drittes und Widersprüchliches sind also nicht nur einbezogen,
- sondern definierend wirksam.

Ein Kontext unterstützt den anderen. Eine Umgebung definiert die andere. Das gilt umso mehr, aus je funktional distanzierteren Daten der Kontext gebildet wird. Dabei bedeutet
- eine hohe funktionale Distanz zwischen A und Anti-A
- eine hohe Widersprüchlichkeit oder Inkonsistenz der Funktionen von A und Anti-A.

- Diese Distanz gilt also funktional.
- Lokale Distanz ist nur wirksam, wenn sie eine funktionale ist.

Die Symptome
- Lösen des Schnupfens und Lösen vom Partner

sind funktional voneinander distanzierter als die Symptome
- Lösen des Harns und Lösen als Zwischenblutung.

Das zweite Paar ist funktional weniger distanziert. Beim ersten zeigt sich deshalb eine höhere, eine maximale funktionale Distanz, weil Psyche im Gegensatz zur lokal fassbaren Blase nichtlokal ist. Lokal und nichtlokal sind als widersprüchliche Extreme weitest möglich distanziert.

Wenn eine solche Distanz nicht wie zwischen Psyche und Blase
- in der Ausprägung der Lokalität begründet ist,
- ist sie durch Inkonsistenz gesichert (siehe 6.3.2).

6. Satz der Medizinischen Quantenlogik

Satz der definierenden funktionalen Distanz oder Inkonsistenz

- Kontexte definieren sich gegenseitig umso effektiver,
- je größer ihre funktionale Distanz oder Inkonsistenz ist.

Die funktionale Distanz definiert
- die Ausdehnung des Kontextes (siehe 12.1)
- oder des Dritten zwischen A und Nicht-A
- und damit die Größe des Interesses (siehe 8.1).
- Aus funktional distanzierteren Informationen geht daher
- ein größeres Interesse hervor.
- oder mit der funktionalen Distanz nimmt das Interesse zu.

Medizin arbeitet als Wissenschaft am Menschen im Gegensatz zur Physik nicht im subatomaren, sondern im Makrobereich und an Objekten, die sich

- sehr divers funktional (Beispiele siehe 9.3.1 ff.) und

- in sehr unterschiedlicher Lokalität (nicht Lokalisation!) bis hin zur Nichtlokalität (Beispiel Psyche) zeigen.

Quanten sollten folglich in der medizinischen Makrowelt als so genannte Makroquanten leichter zu beobachten sein als in der subatomaren Welt der Physik.

DER BEGLEITKOMMENTAR

Erstaunlicherweise wird der Kontext mit zunehmender Distanz also nicht etwa schwächer, sondern wirksamer. Er formt sich wie ein Netz aus distanzierten Informationen, das sich immer mehr in den Vordergrund schiebt.

12.3 Ganzheit aus Kontext

- Je distanziertere Informationen mit einbezogen werden,
- umso wirksamer wird die sich bildende gemeinsame Struktur.
- Die Gemeinsamkeit einander umgebender Strukturen,
- die Aristoteles herausgefiltert hatte,
- entwickelt sich zu einem übergeordnet wirksamen Interesse
- im Sinne der eigentlich wirksamen und wirklichen Struktur,
- zum „eigentlichen Sein“ Carl Friedrich von Weizsäckers (70).

- Im Beispiel 9.3.5 zeigt sich das Lösen
- als übergeordnete, abstrakte Funktionsstruktur,
- als das eigentliche Sein, das sich in den Symptomen äußert.

Ein Patient (Beispiel 9) berichtet über

- eine Verklebung der Vorhaut an einer einzigen kleinen Stelle,
- eine einzige, tiefe Aphte (rundliches Geschwür) an der Mundschleimhaut nahe dem Mundwinkel,
- nirgendwo außer am Nasenflügel eine einzige spitze Warze, der Rest der Haut und des Körpers ist auffällig gesund,
- und immer wieder stark schmerzhafte Risse an einer bestimmten Stelle des Afters.

Die Funktion ist deutlich zu erkennen und leicht zu abstrahieren. In Übergangsbereichen alias Nahtstellen finden

- heftige, strikt punktuelle Zerstörungen (Risse, Geschwür) als A
- ihr Nicht-A in strikt punktueller Fixierung, Verbindung, Vermehrung (Verklebung, Warze).
- Zudem steht diesem punktuell hochintensiven, heftigen Gesamtprozess A' aus A und Nicht-A
- ein sonderbar unauffälliger Restbefund gegenüber (Nicht-A').

- Das zieht sich durch den gesamten Patientenbericht. Einen Quantenlogiker wundert es nicht, dass der gleiche Patient darüber berichtet, dass er fixiert ausschließlich an einem punktuellen Trauma aus der Vergangenheit hänge, dem Streit zwischen seinen Eltern vor Jahren. Einerseits empfinde er darauf einen abgrundtiefen, nagend zerstörerischen Hass (A), andererseits verspüre er den intensiven Wunsch, beide Elternteile an dieser Stelle übermäßig zu versöhnen, eine Verbindung, ein Bindeglied aufzubauen (Non-A).

- Sonst irritiere ihn psychisch nichts, er hasse sonst nichts, er sei auffallend ausgeglichen und friedfertig. Somit fällt auch im als psychisch bezeichneten Bereich die Diskrepanz auf zwischen extremen Gefühlsimpulsen (A') an einer einzigen Stelle und einem im Kontrast dazu sehr unauffälligen Befund (Nicht-A').

- Tatsächlich ist er als Frucht seiner Eltern selbst deren lebendige Verbindung und „Nahtstelle“, analog oder funktionsgleich einem Übergang zwischen verschiedenen Schleimhäuten. Der Kampf in ihm ist Ausdruck der einen gleichen Funktion, trennend zerstörend (A) oder fixierend (Nicht-A).

- Eine Frau hätte möglicherweise bei dieser Funktion einen auffälligen Muttermundbefund (PAP. III) als Auseinandersetzung im Bereich des Übergangs der Schleimhäute von Scheide und Gebärmutter geboten, im Sinne einer Kampfzone zwischen den leicht konkurrierenden Funktionen der Frau als Sexualpartnerin (Scheide) und (Gebär-) Mutter.

Es lässt sich folglich bei bekannter Funktionsstruktur aus dem Gesamtkontext vorhersagen, welche weiteren Störungen eher, wahrscheinlicher auftreten werden (siehe 16). Es sind diejenigen, welche die Funktion erfüllen - oder in denen sich die Funktion erfüllt. Sie sind nur die Koordinaten einer einzigen Funktion, des eigentlichen Seins.

Einzelne Koordinaten, A und Nicht-A, werden in dieser Struktur

- zu einem übergeordnet wirksamen, gemeinsamen Kontext,
- einem Ganzen, verwoben.

Das löst die klassische Form der Aristotelischen Logik auf, deren Kernsätze damit ungültig werden. Eine Gesamtheit von Größen tritt an die Stelle von A und Nicht-A, den einzelnen Koordinaten (Werner Heisenberg (71)).

- Der Satz des Widerspruchs wird ungültig, weil A nun auch ein wenig Nicht-A wird.

- Der Satz vom ausgeschlossenen Dritten entfällt, weil sich A und Nicht-A in einem dritten, beiden gemeinsamen Kontext verbinden.

DER BEGLEITKOMMENTAR

Die Ganzheit, aus der Teilelogik ursprünglich ausgeschlossen, erweist sich über den Kontext als souverän existent und wirksam. Damit bricht eine neue Logik durch. Wie jeder Durchbruch in neue Gefilde bringt das zunächst tiefgründige Verunsicherung mit sich.

12.4 Nur ein einziger Kontext. Das Ganze, Alles

Einhergehend mit der Zunahme der Fassbarkeit der Ganzheit baut sich ein unüberwindlich erscheinendes Problem auf. Zeigt sich nun doch bei genauer Analyse **alles mit allem verbunden**, weil alles Bezug zueinander hat. Nichts ist mehr diskret. Wird aber alles Kontext von allem, ist die Isolierung einer einzelnen Aussage nicht mehr möglich. Ein einziger, großer Kontext ersetzt alle Teile (79).

Nun zeigt sich, dass die von Aristoteles postulierte absolute Trennbarkeit die Vernachlässigung einer wesentlichen Eigenschaft der Realität impliziert:
Realität ist quantenlogisch absolut untrennbar.

Beobachtung allein bedeutet schon Kontext

- des Objekts
- mit dem Beobachter.

So hebt der Akt der Beobachtung bereits die Trennung auf.

Bereits Ernst Mach, ein Mentor Albert Einsteins, wandte sich gegen die Klassische Vorstellung absoluter Trennbarkeit:

- „Die Zeit ist vielmehr eine Abstraktion,
- zu der wir durch Veränderung der Dinge gelangen,
- weil wir auf kein *bestimmtes* Maß angewiesen sind,
- da eben alle untereinander zusammenhängen“ (72).

- Dieser immer vorhandene Kontext von allem mit allem stellt das **einzige Ganze** dar, die einzige wirkliche Ganzheit (14).

Dieses Ganze ist nicht definierbar,
weder nach außen noch nach innen.

- Nach **außen** ist das Ganze bereits alles und singulär.
- Wie bereits erörtert (siehe 4.1.1), lässt sich über Alles mehr nicht sagen.

- Nach **innen** wird der Kontext das Ganze immer verbinden.
- Das führt absolut gesehen zu einer Unteilbarkeit.
- Teile von Allem können demnach zum Vergleich ebenso wenig herangezogen werden.

- Messbarkeit ist folglich nicht gegeben.

- An dieser Stelle muss jede Logik enden.
- Logik baut auf definiert getrennten Vergleichsstrukturen auf.

- Hier sind keine zu beschreiben.
- Dieses Buch müsste hier enden.

DER BEGLEITKOMMENTAR

Jetzt waren wir so nahe am vermeintlichen Ziel. Aber irgendetwas ist schief gelaufen. Wieder wirkt das Ganze unfassbar, als wären wir im Kreis gelaufen. Man könnte sich nach der Aristotelischen Teilelogik zurücksehnen, versagte sie nicht so kläglich in der Medizin. Vielleicht lässt sich deren Struktur aber irgendwie nachahmen, nun in Bezug auf das Ganze anstatt auf die Teile?

13. Der Versuch einer aristotelischen Fassung des Quants

13.1 Annäherung bei Unerreichbarkeit des Absoluten

- Das Buch endet hier nicht,
- auch die Quantenlogik nicht.

Zwar ist das absolut Ganze für eine Logik nicht erreichbar. Darin spiegelt sich aber doch nur das bereits erörterte Problem des absoluten Nichts, in dessen Annäherung sich schließlich der Punkt als das Nichts, das doch etwas ist, gestalten ließ (siehe 4.2).

Den spiegelbildlichen Weg wählt nun die Quantenlogik.
- Sie sucht eine Annäherung an das eine absolut **Ganze**
- und damit eine Analogie dieses einen Ganzen.
- Sie kreiert die **Ganzheit**.

Sie geht damit den umgekehrten Weg des Aristoteles, der selbst sehr wohl um das Ganze als Gegenüber seiner Teilung wusste. Aristoteles' Denken und Erkennen war viel weiter gespannt, als es seine gezielt einschränkende Logik vermuten lässt.

DER BEGLEITKOMMENTAR

Wenn sie in einer Sackgasse gelandet war, fand Wissenschaft in der Geschichte immer wieder einen Ausweg. Das konnte auch ein alter Weg sein, den sie mit neuen Augen ging.

13.2 Ganzheit als Annäherung an das Ganze

a. Im Gegensatz zu dem einen Ganzen soll die postulierte Ganzheit nicht alles beinhalten.

Sonst wäre sie mit dem absolut Ganzen identisch
und nicht messbar (siehe 4.1.1, 12.4).

b. Sie soll aber dem absoluten Ganzen zumindest näher kommen als der Punkt.

- Sonst wäre Ganzheit ausgeschlossen, weil der Punkt nur einen, nämlich seinen punktuellen Ort kennt.
- Folglich gibt es bei ihm kein Zweites (siehe 6.2.2)
- und damit auch kein Drittes dazwischen (siehe 6.2.3)
- und deshalb keinen Kontext.

- Der Kontext kennzeichnet Ganzes (siehe 8.2, 10.1),
- ohne ihn gibt es kein Ganzes (siehe z. B. 8.1).

Das gibt der Ganzheit einen begrenzten Bereich vor zwischen
a. dem einen ganzen Kontext als dem nicht messbaren Ganzen,
b. dem gegen Null strebenden Kontext eines isolierten Punkts.

Der Kontext der Ganzheit muss demnach
a. begrenzt,
b. aber doch vorhanden sein
und demnach zwischen Allem und Nichts liegen.

- Eine solche Teilmenge
- mit der Qualität „Ganzheit"
- heißt lateinisch ein Quantum.
- Das bedeutet lateinisch eine „definierte Menge" (17).

- Ein Quant ist jedoch mehr als nur eine definierte Menge.
- Es zeigt zusätzlich die Besonderheit des Kontextes.

7. Satz der Medizinischen Quantenlogik
Die klassisch logische Definition des Quants

- **Eine Menge,**
- **die in ihrem Kontext die Qualität der Ganzheit gewinnt,**
- **weil sie durch ihn verwoben ist wie in einer Multiplikation,**
- heißt **Quant**, englisch Quantum.

- **Klassisch ist das Quant mehr als die Summe seiner Teile** (siehe 1.3), es ist die klassische Summe plus Kontext.

- Alle Quanten sind funktional weniger distanziert
- als das eine Ganze.

Spricht man von Quanten,
- meint man in der Regel Teilmengen mit Ganzheitscharakter
- und nicht das eine absolute Ganze,
- sofern man es nicht ausdrücklich mit einbezieht.

DER BEGLEITKOMMENTAR

- Ein Quant liegt somit zwischen Punkt und absolut Ganzem.
- Aber wie viel Teilmenge soll dieses Analogon mit der Qualität „Ganzheit" tatsächlich umfassen?

Da Tatsachen diskrete Fakten und damit aristotelisch sind, lautet die Frage, ob Ganzheit aristotelisch konkreter zu fassen sei?

13.3 Der Ausschluss der letzten Trennung

Den Versuch, das Quant und damit die „Teilmenge“ möglichst aristotelisch zu fassen, haben Physiker wie Carl Friedrich von Weizsäcker (73) bereits im letzten Jahrhundert unternommen. Wir folgen ihnen zunächst, um ihr Wissen in diese Logik zu integrieren.

Dazu versuchen wir, ihren Ansatz aus dieser Logik und nicht aus der Physik heraus zu begründen. Die Voraussetzungen sind rasch zusammengefasst:

► Punkte
- werden durch Teilung bis hin zur Unteilbarkeit gewonnen (siehe Kap. 4.2.) (19).
- Das bedeutet Teilbarkeit herunter bis zu dem Schritt, ab dem weitere Teilbarkeit nicht mehr möglich ist.

► Ganzheiten
- verlören dagegen bei Teilung bis zur Unteilbarkeit ihren Kontext und damit ihren Ganzheitscharakter.
- Sie können nur erhalten werden, wenn explizit nicht bis zur Größe eines Punktes geteilt wird.

- Um Kontext zu erhalten,
- schließt die Quantenlogik
- den letzten Trennungsschritt, den zum Punkt, aus (74).

Das ist das Gegenüber
zum ausgeschlossenen Dritten in der Logik des Aristoteles.

- Da dieser Schritt als klassischer Teilungsschritt den aristotelischen Begriff des Punkts benützt, auch wenn er ihn dabei ausschließt, bleibt er in dessen Logik.
- Das begrenzt seine quantenlogische Aussagekraft, wie sich noch zeigen wird.
- Als aristotelische Voraussetzung zur Auffindung der Ganzheit ist er aber tauglich.

8. Satz der Medizinischen Quantenlogik

Der letzte Teilungsschritt wird nicht zugelassen (74).

Als aristotelische Voraussetzung zur Auffindung der Ganzheit ist
- eine Teilbarkeit
- weiter als bis zu der nur noch einmal teilbaren Einheit
- ausgeschlossen.

Es verbleiben somit nur Einheiten von mindestens zwei diskreten Einzeldaten, so genannten bits.

Einheiten von weniger als zwei diskreten Einzeldaten lassen aristotelisch keinen Kontext fassen. Sie sind
- ohne Ausdehnung (wie Punkte),
- ohne Distanz und
- ohne Inter-esse,
- damit für sich ohne Funktion
- und deshalb quantenlogisch sinnlos.

DER BEGLEITKOMMENTAR

Die aristotelisch fassbare Einheit der Ganzheit ist also eine kleinste Zweiheit. Eine solch punktesichere Aussage beruhigt, als sei sie von Aristoteles verfasst. Aber ist Ganzheit nicht mehr als nur ein bit? Ist sie nicht zusätzlich in sich verflochten zu einer Ganzheit durch den Kontext? Lässt sich auch diese Beziehung zwischen den beiden Punkten aristotelisch fassen?

13.1 Die Komplementarität nach Niels Bohr

Die Entscheidung für Einheiten von mindestens zwei diskreten Einzeldaten (bits) wirft sofort die Frage auf:

- Wie wird aus beiden Einzeldaten statt einem summarischen bit ein Quant mit Kontext, einem Dritten?

Die Antwort:

- Um ein Drittes zu bilden, müssen sich beide widersprechen (siehe 6.2.3), müssen inkonsistent sein.

Zwei Einheiten, die sich nicht widersprechen, könnten fließend ineinander übergehen. Damit wäre ihre Unterscheidung nicht mehr gewährleistet, der funktional trennende Zwischenraum des Dritten wäre verloren.

- Ist die Trennung zwischen diskreten Daten nicht gewährleistet,
- könnten beide wie ein Einziges wirken.
- Dann würde aus der Zweiheit funktional doch wieder ein Punkt.
- Der durch den Erhalt zweier Daten gewonnene Kontext
- wäre erneut verloren.
- Unversehens wäre man zur Klassischen Logik zurückgekehrt.

Stehen zwei Apfelbäume dicht beieinander, sind ihre Äste oft schwer auseinander zu halten. Gehört der Ast zum rechten oder zum linken Baum?

Einfacher wäre es, wenn es sich beispielsweise um eine Kirsche und einen Apfelbaum handelte. Dann zeigten beide einen deutlichen Unterschied durch eine optisch wahrnehmbare funktionale Distanz, wie bei einem aristotelischen Widerspruch. Ihre Inkonsistenz trennte sie funktional.

Aristoteles hatte für diese Unterscheidung den Satz des Dritten eingeführt. Er schloss dieses Dritte aus, nun ist es im Gegenteil gefordert. Dafür postulierte Niels Bohr im Umkehrschluss zu Aristoteles zwei klassische Eigenschaften des Quants:

- A und Nicht-A bleiben wie bei Aristoteles widersprüchlich.
- Aber nicht nur trotz, sondern gerade wegen ihres Widerspruches werden beide, A und Nicht-A, zugelassen.
- Keine Seite wird mehr ausgeschlossen.
- A und B sind zusammengehörig (75).
- Sie bilden nun ein Paar.

Carl Friedrich von Weizsäcker, der auf die Wichtigkeit der kreisförmigen Dynamik zwischen beiden Seiten hinwies (75), ergänzte:

- Beide diskreten Einzeldaten müssen sich nicht nur aristotelisch ausschließen (76).
- Sie müssen zudem alternativ auftreten (76).

9. Satz der Medizinischen Quantenlogik

Die Komplementarität

Die Eigenschaft zweier Aussagen,

- sich aristotelisch **auszuschließen**

(A und Nicht-A treten nie gemeinsam auf)

- und zudem **Alternativen** darzustellen, zu alternieren

(A und Nicht-A treten im Wechsel auf),

bezeichnet man

- als **Komplementarität**.

Diese Quantenlogik kennzeichnet Komplementarität dadurch, dass aus dem aristotelischen Widerspruch aus A und Nicht-A das komplementäre, quantenlogische Paar A und Anti-A wird.

- Aristoteles schloss den Widerspruch aus der Einheit (A) seiner Logik gezielt aus und distanzierte ihn von ihr (siehe 6.2.2).
- Niels Bohr forderte den Widerspruch positiv und implizierte ihn in seine Einheit (Komplementarität).

Der Widerspruch bleibt bei beiden Systemen bestehen, jedoch
- bei Aristoteles außerhalb des Systems,
- bei Bohr innerhalb.

Der Widerspruch oder die Inkonsistenz ist bei Bohr der aristotelisch-logische Garant für den Erhalt
- des Dritten,
- des Kontexts,
- der funktionalen Distanz,
- des Quants.

- Komplementarität sorgt für das Zulassen des Dritten,
- weil der gegenseitige Ausschluss als Widerspruch
- funktionale Distanz schafft.
- Durch die Distanz entsteht ein Bereich, den beide anfüllen (complere heißt lateinisch = anfüllen, vollenden (17)).

Warum dann noch alternativ?
- Als erstes distanziert (a) der gegenseitige Ausschluss beide Alternativen.
- Als Alternativen alternieren sie (b) nun zudem, lokal wie zeitlich.

- Dadurch entsteht gegenüber und aus der Distanz (a) beider
- eine stringente Funktion des Zusammenhangs (b) zwischen beiden.

Wirksam wird diese Funktion bei der Wahl zwischen beiden Alternativen, also durch den Beobachter.

Zusammenfassend resultieren damit
- drei Möglichkeiten der Beziehungen innerhalb eines bits,
- deren Kontext von der ersten zur dritten zunimmt:

1. Additives Bit,
eine Zufälligkeitsbeziehung.

- A und Nicht-A sind wie zufällig und ohne Beziehung zusammen, bilden eine Summe.

2.a. Inkonsistentes Bit,
eine Trennungsbeziehung.

- A und Nicht-A sind getrennt durch Widerspruch (Inkonsistenz),
- zeigen aber keine Beziehung zueinander außer jener der Trennung.

2.b. Alternatives Bit,
eine Gemeinschaftsbeziehung.

- A und Nicht-A widersprechen sich
- und treten zusätzlich gegenseitig abwechselnd auf.

Fast unbemerkt und weiter latent tritt hier ein neues Element auf.

- A und Nicht-A, das nun ein Anti-A ist, wirken nämlich
- wie Platzhalter eines ihnen übergeordneten Dritten,
- das sie abwechselnd
- und sich gegenseitig ausschließend ersetzen und
- das sich in diesem alternierenden Paar als Ganzes darstellt.

Bei der Komplementarität

- schafft der Ausschluss zwei diskrete, isolierte Strukturen,
wie zwei sorgfältig getrennte, einzelne Berge.
- schafft die Alternative, dass sie gemeinsam ein Ganzes bilden,
wie ein gemeinsames Land.

- Komplementäre Aussagen sprechen, obwohl streng klassisch oder teilelogisch erarbeitet, immer für die Existenz einer Ganzheit alias eines Quants.
- Der Nachweis komplementärer Funktionen wird daher in der Quantenlogischen Medizin als Screening eingesetzt. Ohne Ausstieg aus der aristotelischen Logik decken sie latente Quanten auf.

- Bereits ein Jahrhundert vor Niels Bohr entdeckte der deutsche Arzt Samuel Hahnemann die wegweisende Funktion ungewöhnlicher Widersprüche (77)
  - bei der Heil-ung,
  - also der Wiederherstellung von Ganzheit alias Quant.

Die Komplementarität hat eine Wegweiserfunktion.
- Sie ist strikt aristotelisch
- und zeigt dennoch Quantenspuren im aristotelischen System auf.
- Sie offenbart aber nur klassische Anhaltspunkte, mehr nicht.
- Wer hier stehen bleibt, bleibt bei den Spuren stehen
- und erreicht das Eigentliche nicht.

In diese Sackgasse ist auch die so genannte Klassische Homöopathie geraten.

- Als das bekannteste komplementäre Paar dürfen Teilchen und Welle, die beiden Aspekte des Lichts, gelten.
- Was das Licht eigentlich ist, bleibt für den Aristoteliker unbegreiflich. Das geht soweit, dass teilweise ganz grundsätzlich die Möglichkeit angezweifelt wird, es zu verstehen (6).

- Komplementär sind auch im Fall der Patientin 4 (siehe 9.3.4)

► der Wunsch, keine Kinder zu bekommen,

► und die gleichzeitige Wucherung der Gebärmutterschleimhaut.

- Warum vermehrt sie den Ort der Verwirklichung des Kinderwunsches, obwohl das ihrem Willen diametral entgegensteht?
- Aristotelisch ist das unverständlich.
- Es wird dieser Logik entsprechend als Drittes ausgeschlossen
- und als purer Zufall übergangen.
- Dabei webt und lebt die eigentliche Struktur - eigentlich unübersehbar – gerade hier, in und zwischen beiden Seiten, in der Zerrissenheit dieser Frau als Ganzheit bezüglich ihres Kinderwunsches.

- Ein weiteres komplementäres Beispielpaar sind aristotelische und Quantenlogik.
- Was die eine strikt ausschließt,
- schließt die andere wesentlich ein.

- Für den Aristoteliker bedeuten Komplementaritäten
- schlichtweg unerklärliche Widersprüche.
- Er findet keinen primären Zusammenhang,
- darf ihn nicht finden,
- weil er ihn ausschließen muss.
- Es fehlt ihm die gewohnte, mittelnde Erklärung,
- die er doch durch den Ausschluss des Dritten selbst verhindert.

Der primär aristotelisch geschulte Beobachter beschreibt Komplementaritäten mit Begriffen wie

- verblüffend,
- unglaublich,
- überraschend,
- witzig,
- grundlos,
- völlig ungewohnt,
- aus heiterem Himmel,
- irgendwie komisch,
- ohne erkennbaren Zusammenhang,
- unbegreiflich,
- seltsamerweise,
- ungewöhnlich,
- störend,
- ganz andersartig,
- wieso sei dies so?,
- warum auch immer,
- ganz neuartig,
- befremdlich,
- so albern sich das anhöre,

- unheimlich,
- interessanterweise,
- finde er selbst blöd,
- meinen Sie, dass es das gibt?,
- das sei irgendwie lustig,
- daran könne er sich nicht gewöhnen,
- das sei gemein,
- normal trete das nie auf,
- das wundere ihn,
- ulkigerweise,
- unverhofft,
- erstaunlich,
- unerklärlich,
- beunruhigend,
- das sei das, was er nicht verstanden habe,
- er habe gedacht, er spinne,
- er könne das nicht erklären,
- früher sei das nie so gewesen,
- wirklich merkwürdig,
- kenne er sonst gar nicht von sich,
- könne er für sich nicht einordnen,
- das könne er nicht beschreiben,
- er sei sprachlos,
- weiß der Kuckuck, was das sei,
- oder er lacht schallend beim Erzählen des Umstandes,

um nur einige wörtlich notierte Reaktionen zu nennen (78).

Bei Komplementaritäten

- kann der Aristoteliker aus Mangel an Erklärung
- nur zwei diskret getrennte Aussagen erkennen.
- Das Quant wird damit als Drittes ausgeschlossen.
- Es existiert für ihn nicht. Es geht verloren.
- Nur komplementäre Spuren weisen den geschulten Beobachter auf die - aus dem System ausgeschlossene - Existenz des Quants hin.

DER BEGLEITKOMMENTAR

Die Komplementarität zeigt
- eine Korrelation zusätzlich zur Summe,
- die doch strikt mit einer Summe verbunden ist,
- als sicheren Hinweis auf einen Zustand, der als Quant beobachtbar ist.

13.5 Das Ur. Der funktionale Raum. Der Hilbert'sche Raum.

Carl Friedrich von Weizsäcker schuf aus der Komplementarität eine physikalische Einheit, die logisch wie physikalisch weiterführt.

1 Ur nach Carl Friedrich von Weizsäcker
bildet die kleinste aristotelisch gefasste Einheit der Quantenlogik.

1 Ur ist, nicht mathematisch ausgedrückt, definiert als
1 Einheit aus zwei sich ausschließenden Uralternativen, als
1 komplementäres bit (79).

Der Begriff des „Ur" kommt von dem der Uralternative (73),
- Ja oder Nein oder
- Ein oder Aus,

wie im Beispiel eines elektrischen Schalters. Komplementäre Extreme wie Strom oder kein Strom sind klassisch ohne Verbindung, zwischen ihnen gibt es klassisch keine Zwischenfunktion. Das Dritte ist in der klassischen Uralternative ausgeschlossen.

Da die Quantenlogik den Ausschluss des Dritten aber nicht vornimmt und ein Ur nicht der Klassik, sondern der Quantentheorie entspringt, stellt ein Ur nicht nur die beiden komplementären Extreme, sondern zusätzlich den ganzen Bereich zwischen ihnen dar, den funktionalen Raum möglicher Alternativen zwischen Ein und Aus (112).

Das lässt sich an der Bewegung des Knies zwischen extremster Streckung und extremster Beugung darstellen. Das Knie bietet dank seiner Anatomie zwischen beiden Extremen zählbar unendlich viele Stellungsmöglichkeiten, bei denen die Strecker (A) und ihre Gegenspieler, die Beugemuskeln (Anti-A), jeweils auf Kosten ihres Gegenübers etwas mehr ziehen, was immer nur dadurch möglich ist, dass der jeweils andere nachgibt.

Nicht anders ist es im psychischen Bereich. Dort gibt es beispielsweise beliebig viele Zwischenräume zwischen einer Abneigung und einer Zuneigung. Man kann es hassen, Fisch zu essen, oder sich den ganzen Tag mit Fisch ernähren wollen. Die meisten Menschen liegen aber in zählbar unendlich vielen Streuungen dazwischen, von dem, der nur freitags Fisch essen mag, über den, der nur Lachs mag, bis zu dem, der nur Fischstäbchen und diese besser mit zugehaltener Nase eher herunterwürgt.

Wie beim Schalter und beim Knie trifft man auch beim Verlangen nach Fisch auf eine Graduierung in der Art von Schalterstellungen, auf einen Bereich zwischen absolutem Ja und absolutem Nein, der allerdings hier nur noch funktional und nicht mehr auch noch anatomisch zu fassen ist.

In der Medizinischen Quantenlogik nennt man diesen Bereich den Funktionalen Raum. Da er aus beiden komplementären Extremen und deren Zusammenhang oder Kontext, den Aristoteles das Dritte nannte, besteht, ist er identisch mit dem Quant. Wenn die Funktionsbreite betont werden soll, wird das Quant als „funktionaler Raum“ beschrieben.

Ein Kranker bewegt sich in seinem Quant oder speziellen funktionalen Raum. So bewegt sich die Patientin des Beispieles 4 (siehe 9.3.4) zwischen extremer Abneigung gegen das eigene Hervorbringen von Kindern und extremer Wucherung exakt des Ortes, der wesentlich ist, um Kinder hervorzubringen.

Sie erreicht beide Extreme nicht, weder

A: den absoluten Wunsch zur Vermeidung von Kindern, denn einmal war sie doch unsicher in ihrer Ablehnung geworden, noch Anti-A: eine Empfängnis oder gar Geburt.

Aber alle Symptome bewegen sich im diesem spezifischen funktionalen Raum oder Quant, klassisch fassbar zwischen ihrem A und ANTI-A. Das Auftreten auch künftiger Symptome in diesem Raum ist vorhersagbar, wie sich noch darstellen lässt.

Die Meridiane der Chinesischen Medizin sind solche funktionalen Räume (47).

Ein solcher Raum lässt sich klassisch besser beschreiben, wenn man die beiden extremen Komplementaritäten erarbeitet, quasi hochrechnet, immer in dem Wissen, dass A und ANTI-A nur fast nie erreichte Grenzwerte sind. Die Beschreibung über diese Extreme erleichtert aber das Verständnis wie das Screening (siehe 3.1), weil sie dem gewohnten Teiledenken nahe kommen.

Die Trennbarkeit und Entscheidbarkeit der Alternativen ist quantenlogisch nur relativ. Alternativen sind in der Quantenlogik nur zwei komplementäre Extreme eines beide fließend verbindenden, gemeinsamen Dritten, eines funktionalen Raumes mit beiden und zwischen beiden. Sie gehen also über das aristotelische Modell grundsätzlich hinaus, wie sich noch zeigen wird (siehe 14.4.10).

Für Insider ist interessant, dass das quantenlogische Quant mit und zwischen den Uralternativen des Ur

- einen funktionalen Raum als Analogon der Quantenlogik
- zum Hilbert'schen Raum der Quantenmechanik formt.

DER BEGLEITKOMMENTAR

Nun sind wir fast über das Ziel der nur aristotelischen Definition hinausgeschossen. Weizsäckers Ur hat es in sich. Zunächst aber ist es einfach ein klassisch nicht weiter reduzierbares, komplementäres Paar.

13.6 Komplementarität als aristotelisches Screening

- Teilungsbegrenzung nicht unter die Zweiheit
- sowie Komplementarität

bilden folglich aristotelische Hinweise auf „Ganzheiten".

- Damit zeigt sich das eine absolute Ganze tatsächlich zerteilt
- in spezifische aristotelisch - logische Strukturen,
- die Ganzheiten aufspüren lassen.

Doch was wurde tatsächlich geschaffen?
▶ Additive getrennte Teilstrukturen aus dem Ganzen?
▶ Oder echte Ganzheiten als einheitliche Kontinua?
Sind Komplementaritäten also aristotelisch oder quantenlogisch?

- Für den Quantenlogiker besteht eine Ganzheit primär
- aus einer durchgehend einheitlichen, funktionalen Struktur,
- einem Kontinuum,
- in dem A und Nicht-A, quantenlogisch Anti-A,
- sowie das Dritte aufgehen.

- Diese Struktur formt die verschiedenen, polymorphen und multilokalen Seiten (siehe 9.3.1. ff., 10.).

Aus quantenlogischer Sicht sind Komplementaritäten also

- immer noch aristotelisch und nicht eigentlich quantenlogisch,
- denn A und Anti-A werden weiter strikt getrennt lokalisiert.
- Ihre komplementäre Beziehung steht zwischen ihnen so isoliert
- und lediglich von ihnen eingerahmt
- wie eine Wechselwirkung im aristotelischen System.

DER BEGLEITKOMMENTAR

Damit sitzen wir wieder in der aristotelischen Logik fest. Unbeirrt prägt sie das Paradigma. Unser Ziel, die Ganzheit zu beschreiben, bleibt bisher unerreicht, auch wenn wir nun deren aristotelische Zugangswege immer prägnanter beschreiben können.

13.7 Das zu teilende Unteilbare. Quanten in der Makrowelt

Lässt sich das Quant überhaupt aristotelisch bestimmen und definieren, ohne dabei das eine, allumfassende Ganze

- zu analysieren,
- dadurch zu trennen
- und folglich zu zerstören?

Bedeutet doch **Definieren** „Trennen" (de = von etwas weg im Sinne der Abtrennung, finis lateinisch = Grenze (80), also „Eine trennende Grenze von etwas weg bilden"), womit Definition ohne Trennung nicht möglich ist.

Daraus folgt klassisch unweigerlich:

- Ganzheiten sind klassisch Punkten insofern gleichgestellt,
- als sie zu ihrer Definition heraustrennbar sein müssen.

Die Gretchenfrage lautet also:

▶ Kann die aristotelische Methode des Trennens auch beim Vorliegen von Quantenzuständen sinnvoll angewandt werden,

▶ oder ist sie ihnen nicht adäquat?

Keine Logik entrinnt ihren Grundvorstellungen.

- Jede Logik versucht, Wirklichkeit abzubilden.
- Sie formt dieses Abbild aus ihren jeweiligen paradigmatischen Grundvorstellungen, beispielsweise denen der Teilewelt.
- Auch höchste Exaktheit verhindert nicht, dass eine Logik Wirklichkeit immer nur mit der Brille eigener Vorstellungen erfasst.

Da Teilung Vorbedingung aristotelischer Logik ist, gewinnt die Frage an Gewicht, ob denn das eine absolut Ganze als Kontinuum überhaupt teilbar sei. Hier gibt es zwei gegensätzliche Antworten.

Kontinuum, klassisch logische Definition

1. Klassisch logisch, bei Ausschluss des Dritten, definiert Aristoteles das **Kontinuum** als **„das zu teilen Mögliche“** (81).

Aus dem Thema des Teilens der Klassischen Logik heraus ist das verständlich. Bei ihr werden nur zwei Möglichkeiten gesehen:

▶ Entweder ist etwas teilbar,

▶ oder es weist die Qualität eines Punktes auf.

- Die Vorstellung, etwas sei unteilbar,
- das ausgedehnter ist als der Punkt,
- hätte diese Logik in ihren additiven Grundfesten erschüttert.

Kontinuum, quantenlogische Definition

2. Quantenlogisch, also bei Zulassen des Dritten,
- ist das Kontinuum nicht ohne Verlust teilbar,

- weil dabei Kontext verloren geht.

- **Deshalb ist absolutes Teilen des Kontinuums untersagt,**
- **um den quantenlogisch wesentlichen Kontext zu erhalten.**

Das Zertrennen eines aufgeblasenen Luftballons ist ein sofort einleuchtendes Beispiel von Informationsverlust über die zuvor bestehende Ganzheit. Die Struktur oder Form des Ganzen ist verloren.

Der Verlust bei der Teilung des Ganzen lässt sich aber auch am Beispiel eines alle Kontinente umfassenden Erdballs leicht begreifen. Trennt man diesen absolut, also in diskrete Kontinente (siehe 8.1), so gehen Informationen über zuvor bestehende, also primäre Beziehungen oder Zusammenhänge zwischen den Kontinenten verloren (Unschärferelation, siehe 8.2).

Wer Beziehungen als Ganzes erhalten und erfahren und nicht erst sekundär zwischen Teilen als Zusammenhang messen will,
► muss das unteilbare Element, den Punkt ausdehnen,
ihn wie einen Ballon aufblasen,
► ohne in dessen Bereich die absolute Teilbarkeit zuzulassen.

Das aber ist aristotelisch unmöglich!

13.8 Die Heisenberg'sche Unschärferelation

- Das hat bereits die Unschärferelation gelehrt (siehe 8.2).
- Sie lässt sich nun weiterentwickeln und besser verstehen.

Aristotelische Teilung bedeutet die lokale Bestimmung von Teilen und bedingt Informationsverlust über die Ganzheit.

- Mehr Teilung lässt weniger Kontext stehen (siehe 6.3.4).
- Im Kontext aber ist das Interesse wirksam (siehe 8.1),
- das sich als Tendenz oder Impuls feststellen lässt (10.2).

Daraus folgt:
Teilung und damit Lokalisierung bedeutet Verlust an Impuls.

Nun wird die physikalische Formulierung der Unschärferelation Werner Heisenbergs quantenlogisch verständlich:

Die physikalische Unschärferelation
definiert die Beziehung der Messbarkeit von Ort und Impuls.

Bei der Messung
des **Ortes (Lokalität durch Teilung)** und
des **Impulses (quantenlogisch aus dem Interesse)**
kann nur jeweils eine von beiden Größen exakt gemessen werden (82).

DER BEGLEITKOMMENTAR

Nehmen wir diese Entdeckung Werner Heisenbergs beim Wort, bei ihrer quantenlogischen Bedeutung, fordert sie für die Quantenlogik das Verlassen der tiefsten Grundidee der Klassischen Logik.

13.9 Mehrung des Zusammenhangs statt der Teilung

Es bleibt die Erkenntnis, dass erst der Verzicht auf die Ortsbestimmung die Bestimmung eines Interesses alias Kontextes alias einer Ganzheit oder eines Quants voll zulässt (83). Das bedeutet das Verlassen auch des einfachsten, paradigmatischen Grundsatzes der aristotelischen Logik, des Teilens in diskrete Teile.

Ein völliges Verlassen der Lokalität bedeutet einen Verlust aller Ortsangaben. Das ist der Medizin heute jedenfalls nicht möglich.

- Wie viel an Ort aber ist notwendig?
- Oder umgekehrt: Wie viel Verlust an Kontext kann man hinnehmen und vernachlässigen (siehe 4.3)?

- Die wissenschaftliche Konsequenz ist wieder eine Annäherung.
- Der Verlust an Kontext und Interesse ist zu minimieren.
- Das dürfte sich gar nicht so schwierig gestalten.
- Kennen wir doch bereits den Weg, den Verlust an Kontext völlig zu meiden. Denn beim absolut Ganzen ist er Null, da es ungeteilt ist.

- Folglich bedarf es
- ► statt der Teilungsschritte
- ► Schritte der Vereinigung,
- der Beachtung und Mehrung des Dritten als Zusammenhangs,
- des ganz Machens oder Heil-ens.

- Diese Schritte sind in der aristotelischen Logik
- nicht vorgesehen, sind obsolet,
- Diese Logik ist damit diesem Thema nicht gewachsen.

Das ist das Gegenstück zur Teilungssuche der Klassischen Logik.
- ► So wie die aristotelische Logik teilt und trennt,
- ► sucht die Quantenlogik zu Zusammenhängen zu vereinen.

Die aristotelische Logik suchte die Annäherung an den Punkt,
die quantenlogische nun die an das eine, absolute Ganze.

Der Punkt ist somit die der Quantenlogik fernste und informationsärmste (un-interessanteste) Form.

Der aristotelische Weg scheint
- bestens geeignet, zum Punkt zu kommen,
- aber denkbar ungünstig, Ganzheit zu erlangen.

Aus dieser Erkenntnis heraus wirkt es seltsam, dass die Ganzheit sich in den Naturwissenschaften gerade bei der Suche nach den punktuellen Partikeln erstmals gezeigt hat. Möglicherweise trifft sich hier die Komplementarität unseres Weltmodells, auch im Kleinsten der große Zusammenhang des einen Ganzen?

DER BEGLEITKOMMENTAR

Das aristotelische Werkzeug kann uns vielfältige Aspekte darlegen, aber das Eigentliche, die Ganzheit selbst, umkreisen wir damit wie die Katze den heißen Brei. Logischerweise spricht alles dafür, dass wir in der Medizin mit dieser Logik den Menschen auch nur umkreisen. Das ist tragisch, denn die Mühe ist groß.

Warum nur halten wir so am alten Teilungsmodell fest, wenn es
- nachweislich einseitig ist, den Zusammenhang ausschließt
- und außerdem in der Medizin so wenig Erfolg bringt?

13.10 Medizin (er)fordert den logischen Quantensprung

Die Frage, warum wir immer wieder im aristotelischen System hängen bleiben, ist nicht logisch-wissenschaftlich zu erklären. Sie ist geschichtlich zu verstehen. Niels Bohr warnte die Physiker eindringlich davor, die klassischen Begriffe zu verlassen. Er suchte den Halt in der Klassik angesichts der unerwarteten Ergebnisse der Quantentheorie.

Ein solcher Halt sichert wie ein Damm vor einer möglichen Überflutung. Lässt er aber nicht mehr genügend Wasser durch, verhindert er auch die fruchtbare Seite der Flut und damit die Chance zu neuem Leben. Dann vertrocknen das Tal und seine Strukturen.

Genauso zeigte es sich im Fluss der Wissenschaftsgeschichte. So beruhigend sich die Vorgabe von Bohr zunächst auswirkte, so wissenschaftlich bitter gestaltet sich ihre Spätfolge:

- Die Quantentheorie als best bewiesene Theorie der Physik (5)
- wird erfolgreich als mathematisches Theorem angewandt
- und kann doch nicht verstanden werden,
- weil ihre klassischen Begriffe offenkundig nicht das bedeuten,
- was ihre mathematische Struktur darstellt.

Richard P. Feynman beschrieb die Situation mit dem Satz:
„Heute lebt niemand, der die Quantentheorie versteht“ (6).

- Zwar gelang der ersten Gruppe von Quantenphysikern um Bohr und Heisenberg, ein trotz seiner revolutionären Struktur perfektes mathematisch-abstraktes System aufzustellen.
- Doch konnten sie daraus keine Erklärung entwickeln. Sie konnten das System nicht in ihr Weltbild integrieren, es nicht deuten (6).

- Die grundlegende Revolution machte zunächst alle sprachlos.
  - ► Alle Experimente sicherten revolutionäre Ergebnisse,
  - ► die aber klassisch-logischerweise nicht stimmen konnten.

- Wahrnehmung und Logik stimmten schockierend nicht mehr überein, aber alle Experimente stimmten für die Wahrnehmung (6) und damit gegen die Klassische Logik in diesem Bereich.

Uns Medizinern erging es mit einer von ihrer grundsätzlichen Struktur her quantenlogischen Medizin, der Homöopathie, noch unvergleichlich schlechter.

Die Klärung ihrer logischen Strukturen wurde
- von Verfechtern
- wie Gegnern

aufs Äußerste gemieden.

So gelang keinerlei wissenschaftliche Definition eigener und möglicher Grundbegriffe der Homöopathie wie beispielsweise ihrem „Sonderlichen Symptom (77)".

- Demgemäß konnte diese Medizin nicht einmal annähernd wenigstens klassisch-logisch weiterentwickelt werden. Sie besteht wissenschaftstheoretisch in ihrer unentwickelten, fast nur deskriptiven Urform bis heute fast unverändert fort, obwohl ihr Entdecker die Zuverlässigkeit der mathematischen Wissenschaften als Ziel für die Zukunft seiner Medizin avisiert hatte (11).

- Daraus folgt eine beispiellose Unsicherheit in der Alltagspraxis, weil diese Medizin dennoch breit ärztlich angewandt wird.
- Fachdiskussionen scheitern selbst auf höchster Ebene, solange wesentliche Grundbegriffe und -gesetze nicht einmal ausreichend definiert sind (84).

Die Klassische Homöopathie operiert seit Samuel Hahnemann (3)
- mit einem Gemenge aus beiden Logiken,

- das un-logisch sein muss.

So wirkt sie gegenüber der Quantenphysik in ihrer heutigen Aufmachung leider wie ein laienhaftes Anfängerwerk. Das kann sich die Medizin in ihrer Verantwortung einfach nicht leisten.

Quantenlogische Physik wie quantenlogische Ansätze der Medizin wurden durch dieses Erklärungsdefizit als Exoten primär aus dem Kontext der Wissenschaften isoliert, da man die Logik dieser Wissenschaften zu Recht durch die Neulinge gefährdet sah.

Erst mit der Entwicklung einer den neuen Richtungen adäquaten Quantenlogik können sich Medizin und Physik gegenseitig befruchten und werden für andere Wissenschaften übersetzbar und einsetzbar. Deshalb darf eine neue Logik auf Dauer nicht zu einer nur Mathematikern verständlichen Revolution geraten. Was ihre Erkenntnisse bedeuten, muss jedes Fachgebiet für sich klären und erklären, notfalls mit neuen Begriffen, wenn es mit den herkömmlichen Begriffen nicht auskommt.

- Die Quanten<u>theorie</u> ist bestimmten physikalischen Beobachtungen vorbehalten.

- Quanten<u>logik</u> hingegen ist eine logische Abstraktion
- und damit kein physikalisches Gebilde,
- sondern eine wissenschaftstheoretisch erfassbare Struktur.
- Sie kann folglich allen Wissenschaften immanent sein.

- Mit der Klassischen Logik
- ist die Klassische Medizin
- im Vergleich zur Klassischen Physik

bisher deutlich schlechter gefahren.

Medizinern sollte der Sprung aus der Klassischen Logik zur Quantenlogik, dessen Notwendigkeit nun immer deutlicher wird, daher noch leichter fallen als den Physikern.

- Ein logisches Sicherheitssystem, das wesentliche Teile der Wirklichkeit begrifflich wegschließt, schützt vor der eigentlichen Erkenntnis.
- Mit dieser paradoxen Wirkung steht es sich selbst im Weg.

DER BEGLEITKOMMENTAR

Na denn. Es wird spannend. Was passiert, wenn wir das von Aristoteles sorgsam ausgeschlossene Chaos nicht nur grundsätzlich zulassen, sondern das neu Entstehende auch neu beschreiben?

Ein wenig haben wir das schon ausprobiert. Wir hatten schon einmal seinen „Wirklichkeits-Cleaner", den Satz des Ausschlusses des Dritten, außer Gefecht gesetzt (siehe 11.3 f.). Mit dem durch all die Abwägungen nun freieren Denken können wir das noch unvoreingenommener tun.

F. Die Quantenlogik verlässt die aristotelische Logik

14. Bleibend ist nur die mathematische Form

Wer eine Logik verlassen will, muss versuchen, die Welt unter Abzug der für die alte Logik spezifischen paradigmatischen Brille zu betrachten, das heißt ohne die besondere Voreingenommenheit, die der alten Logik - ohne zu hinterfragen - natürlich erschien. Absolut gesehen nimmt diese Forderung allerdings einen utopischen Charakter an, denn niemand kann absolut von seinen Vorstellungen lassen. Jedes Wort als Begriff ist bereits eine Vorstellung, eingebunden in ein Netz weiterer Vorstellungen (siehe 2.2).

Um diese Schwäche des eingebundenen Seins wissenschaftlich auszutricksen, ist ein Gegengewicht sinnvoll. Dazu bieten sich exakt konträre, zu den bisherigen inkonsistente Vorstellungen an. Sie ziehen als im alten System ausgeschlossene Ansichten geradezu aus dem überkommenen Denken heraus in eine andere Gedankenwelt.

Mit ihnen kommt eine wissenschaftlich revolutionäre bisherige Opposition an die Regierung. Diese neue Regierung wird im Fall der Quantenlogik von dem aristotelisch oppositionellen Dritten gebildet.

- Auf der Suche nach dem Quant
- **unter Einbezug der Logik des Aristoteles**
- war der Kontext als Drittes
- wie eine versprengte Opposition
- nur mühsam unter vielen Schritten
- vom primären Ausschluss wieder zu befreien (siehe D., E.).

- **Ohne Aristotelische Logik** existiert er einfach als Phänomen,
- weil in keiner Weise unterdrückt.
- Der Kontext ist da, weil man ihn beobachten und beschreiben kann (siehe 9.3 ff).

In einer möglichst unvoreingenommenen Realität der Medizin
▶ erscheint der Kontext
- als das Bleibende und Eigentliche.
- Das wurde an den Beispielen skizziert (siehe 9.3.1 ff.).

▶ zeigen sich isolierte Symptome wie diskrete Krankheiten
- dagegen meist in stetem Wechsel
- und einem Auf und Ab (siehe 10.5).

- Wer in der Medizin wäre denn auch ohne das der Klassischen Logik immanente Denken auf die Idee gekommen, all diese wechselnden und vielfältigen Symptome oder Symptomkomplexe alias Krankheiten voneinander strikt isoliert und damit diskret jede für sich als das Eigentliche zu betrachten?

- Wer hätte es gewagt, sie getrennt in auf Lokalisationen (!) beschränkten Fachbereichen zu behandeln?
- Wer hätte geglaubt, Krankheiten liefen unabhängig von einer allgemeinen Struktur des Patienten ab?

Die paradigmatische Akzeptanz der Möglichkeit absoluter Teilung, diese Vorstellung einer Teilchenwelt war nur möglich, „weil der Weltraum nahezu leer ist", wie Carl Friedrich von Weizsäcker schreibt (79). In der Beobachtung des Kosmos lagen die Wurzeln unserer Physik und unseres Teiledenkens.

- Die andere große Medizin in der Welt, die Traditionelle Chinesische Medizin, ist jedenfalls aus einem nicht klassisch-logisch geprägten Denken hervorgegangen. Sie hat prompt quantenlogischere Grundsätze gewählt (85).

Einzelne, lokal und isoliert behandelte Symptome und Krankheiten sind offenkundig nicht die erste Ursache (prima causa). Das zeigt sich in der Unfähigkeit der unter dieser Prämisse tätigen Klassischen Medizin, Kranke ausreichend häufig und dauerhaft zu heilen (13). So muss eine künftige Medizin das logische Gegenüber isolierter Krankheiten und Symptome, den Kontext, als Basis und sinnvollen Ausgangspunkt wählen.

Der Grund:

- Der Kontext ist
- (zumindest) in der Medizin das Bleibendere.

- Ein Kontext aber ist kein Teil und keine klassische Substanz.
- Er ist eine abstrakte Struktur wie eine mathematische Form.

10. Satz der Medizinischen Quantenlogik

Bleibend ist nur die mathematische Form, nicht die Substanz.

Ein Satz des Physik-Nobelpreisträgers Werner Heisenberg (86).

- Die mathematische Form oder Information
- strukturiert als Grundelement der Quantenlogik
- die faktische Wirklichkeit.

- Sie ist bleibender, bewahrter, „wahrer".

- Symptome als klassische Substanz wechseln,
- die mathematische Funktion zieht sich bleibend durch (siehe auch 9.3.1 ff.).

- **Mathematik** kommt von griechisch máthēma.
- Das bedeutet „das Gelernte, die Kenntnis".

Dies ist im Sinne einer möglichst bewusst, also reflektiert gewussten, abstrakten Struktur gemeint (5). Mathematik ist die Theorie der abstrakten Strukturen (87).

Um abstrakte Strukturen geht es aber nicht nur in der Quantenlogik, sondern auch in der daraus hervorgehenden Quantenlogischen Medizin. Quantenlogische Strukturen kennzeichnen Zusammenhänge.

- Die Mathematik ist zwar die Mutter der klassischen Punkte, kennt aber auch Zusammenhänge. Sie offenbarte die ersten

- Quanten. Auch wenn sie primär von diskreten Daten alias Zahlen ausgeht, bildet sie doch sekundär Zusammenhänge wie den der Parabel, die im Nachhinein selbst wiederum Punkte definieren und festlegen.
- Hier ist weder eine Bevorzugung der Teile (Zahlen) noch der Zusammenhänge erkennbar, auch wenn deren mathematische Beschreibung (und damit das klassische Verständnis) sich zunächst der diskreten Teilewelt bedient.

Somit steht die Mathematik offenkundig beiden Logiken zur Verfügung. Sie ist der klassische Mittler, wie die mathematisch glänzend funktionierende Quantentheorie zeigt, die sich noch rein klassischem Verständnis entzieht. Aus dieser Quantenlogik heraus darf potentiell angenommen werden, dass das Verständnisproblem am Festhalten an der aristotelischen Ebene liegt.

DER BEGLEITKOMMENTAR

Eine bleibend ordnende mathematische Form ist also des Pudels Kern. Aber kannten wir das nicht bereits im Beispiel der Naturgesetze? Stellen nicht auch sie eine Ordnung dar, die ohne den Stein existiert, der uns im Fallen zeigt, dass es sie gibt?

Ist diese mathematische Form hintergründig oder haben wir sie mit unserer Teilesicht nur in den Hintergrund gedrängt? Nun erweist sie sich jedenfalls als Vordergrund, virtuell ordnend wie ein Geburtstag, ohne den die Gäste keine Geburtstagsgäste wären.

- Wie abstrakt
- und doch zugleich konkret

sich diese mathematische Form in der Medizin äußert, zeigt nun ein mehr narrativ gehaltenes Kapitel einen Beispielfall.

14.1 Die mathematische Form an einem Patientenbeispiel

Die primäre Wirkung dieser mathematischen Form in der faktischen Wirklichkeit mag ein weiteres Beispiel demonstrieren.

Eine Patientin (Beispiel 10) kommt in die Praxis, weil sie an einer extremen Erhöhung des Cholesterins bis 500 mg/dl leidet. Als normal werden derzeit Werte unter 200 mg/dl angesehen. Dieser erhöhte Blutwert beunruhige sie sehr, weil in ihrer Familie mehrfach Gefäßverkalkungen aufgetreten seien. Sie habe Tabletten zu dessen Senkung bekommen, die sie aber wiederum nicht so gut vertrage.

Ab und zu werde sie von Schwindel und Unsicherheit mit starkem innerlichen Flattern überfallen. Dann müsse sie sich rasch in den Ruheraum ihres Ladens zurückziehen. So sehr sie sonst unbedingt Menschen um sich brauche, so sehr bedürfe sie in dieser Phase der absoluten Distanz. Meist schlafe sie dann ein. Nach einer Viertelstunde sei der Spuk vorbei, sie fühle sich sogar sonderbar erfrischt. Schlaf empfinde sie generell als einen wohltuenden Rückzug.

Andererseits sei sie nachts gar nicht gern allein. Sie schlafe mit Licht und brauche jemanden, der ihr Nähe gebe. Dafür reiche die Anwesenheit ihrer Katze schon aus.

Zu ihrer Verwunderung trinke sie gern 1 1/2 Liter kalte Milch pro Tag.

Sie falle in regelmäßigen Abständen in Ohnmacht. Sie schlafe dann 24 Stunden am Stück. Keiner der zahlreichen zu Rate gezogenen Ärzte habe eine Ursache gefunden, sie sei „pumperlgesund“. Niemals falle sie in Ohnmacht, wenn sie allein sei. Das sei sonderbar, aber stelle auch einen gewissen Schutz dar.

Sie steige nur sehr ungern eine Leiter herunter. Das Problem liege darin, dass sie sich fürchte, den Fuß von der Sprosse zu lösen.

Ihre Ohnmachtsanfälle haben begonnen, als ihr Großvater gestorben sei. Sie hätte ihn heute so gern in ihrer Nähe, um ihm zu zeigen, wie geborgen sie jetzt lebe.

Sie habe nur alle 5 Tage Stuhlgang, das störe sie nicht.

Beim Rasenmähen habe sie sich zwei Zehen abgeschnitten, Glück habe sie dabei noch gehabt, dass nicht noch mehr von ihrem Fuß verloren ging.

Bei Fernsehfilmen weine sie herzhaft, die gingen ihr sehr nahe.

Eine Ansammlung von aristotelischen Zufällen begegnet uns hier, beginnend bei den Ohnmachtsanfällen über die Cholesterinstoffwechselstörung bis hin zur Phobie auf der Treppe. Sie spielen sich in verschiedenen, klassisch nicht miteinander verbundenen Bereichen ab. Trennt man diese Bereiche aber nicht, zeigt sich eine durchgehende, alle verbindende Funktion, die sich zwischen zwei Extremen abspielt und sich daher komplementär beschreiben lässt.

In ihrer abstraktesten Form lautet sie:

- ► A: Intensivierung von periodischen Funktionen,
- psychisch wesentlich als Mitgefühl empfunden,
- körperlich sind diese Funktionen vor allem im Brustbereich physiologisch aktiv (Herz, Lunge),
- ► Anti-A: Reduktion von periodischen Funktionen.

Erkennt man diese komplementär dargestellte Gesamtfunktion, lassen sich die Symptome analog aufreihen.

- Der Schwindel ist mit seinem starken innerlichen Flattern ein unübersehbar periodischer Vorgang (A).
- Periodizität und Mitgefühl oder emotionale Nähe sind einander sehr nahe Funktionen. Am Herzen als dem am deutlichsten periodischen Organ wird das Mitgefühl lokalisiert, die emotionale Nähe zu anderen Menschen, welche man „an die Brust drückt".

Wie stark emotionale Nähe mit Periodizität verknüpft ist, zeigt auch die Periodizität im Ritual der körperlichen Liebe.

- Unsere Beispielpatientin sucht normalerweise extreme emotionale Nähe (A). Das kehrt sich bei Auftreten des flatternden Gefühls jedoch völlig um, nun braucht sie extreme Distanz von anderen Menschen (Anti-A), als ersetze das Flattern die emotionale Nähe.
- Ihr „herzhaftes" Weinen bei Fernsehfilmen ist eine weitere analoge Äußerung des distanzarmen Mitgefühls im Sinne der Funktion (A).
- Folgerichtig im Sinne des Gegenimpulses Anti-A, psychisch gesehen als eine Befreiung vom Mitgefühl, schaltet sich das Bewusstsein immer wieder und nur in Gegenwart Anderer ab, die Patientin schläft ein und entzieht sich damit anderen Menschen und weiterem Mitfühlen. Logischerweise wird dieser Schlaf als ungewöhnlich erholsam beschrieben.
- Die Ohnmachtsanfälle begannen mit der Ohnmacht gegenüber dem Tod des Großvaters als dessen nun unüberwindbarer Distanz (Anti-A), psychisch formuliert als ein Verlust der Möglichkeit des Mitfühlens. Das zentrale Thema zieht sich überall durch, die Patientin spricht hier konkret von einem Gefühl der Nähe und Geborgenheit (A), das sie dem nun distanzierten Großvater (Anti-A) so gern zeigen würde, ihn also mitfühlen lassen wollte (A).
- Wieder kommt A zum Zuge. Die Patientin sucht nachts unbedingtes Mitgefühl (A), die Nähe eines „pulsierenden Systems" (A), wie man einen lebendigen Mitbewohner beschreiben könnte, und dafür reicht ihr quantenlogischerweise die Nähe (A) ihrer Katze.
- Die Milch als Ausdruck der Funktion einer extrem nahen, auch mitfühlenden Bindung wurde bereits diskutiert (siehe 9.3.1). Sie vereint Mutter und Kind rituell und periodisch an der Brust, ist quantenlogisch Ausdruck deren Vereinigung. Auch hier lebt die Patientin A und Anti-A. Zwar trinkt sie zu ihrer eigenen Verwunderung gern 1 1/2 Liter Milch pro Tag, als tränke sie damit den Ausdruck oder die Funktion der Nähe und Urbeziehung (A). Diese muss aber kalt und darf nicht warm sein (Anti-A). Was die Wärme und Kälte von Beziehungen bedeutet, muss hier nicht übersetzt werden. Die Sprache als wie die Mathematik funktionales Instrument mittelt hier direkt.

- Die Distanzierung zweier Zehen passt sich in dieses Bild ein. Für sich gesehen, also prinzipiell, böte sie natürlich vielen anderen Abstraktionen eine Verwirklichung. Im Kontext dieser Patientin aber, in deren Symptomen, wird sie deutlich präziser definiert, als Distanzierung eigener vitaler Aktivität und Erstreckung (Anti-A).
- Die Patientin fällt in regelmäßigen, also periodischen Abständen in Ohnmacht und schläft dann 24 Stunden am Stück. Auch hier lebt sich wieder der totale Ausstieg (Anti-A) dieser sonst selbst in Filmen gefühlsmäßig extrem einsteigenden (A) Frau. Dass die zahlreichen klassisch-logischen Ärzte keine Ursache gefunden haben, ist nur natürlich. Klassische Logik schließt diese Funktion aus. Dass die Patientin niemals in Ohnmacht fällt, wenn sie allein ist, bestätigt diese Abstraktion perfekt und wird nur durch sie verständlich, weil im Alleinsein Mitgefühl nicht in Funktion tritt. In quantenlogischen Anamnesen fügt sich ein Puzzleteil zum anderen. Gemeinsam gestalten sie einen sich bestätigenden Kontext (siehe 12.1).
- Die Patientin steigt eine Leiter nur ungern herunter, weil sie das Lösen des Fußes von der jeweiligen Sprosse fürchtet. Das Herabsteigen von Sprosse zu Sprosse ist ebenfalls ein periodischer Vorgang. In der Furcht, den Fuß periodisch von der Sprosse, die Bindung periodisch zu lösen, zeigt sich ein wie geometrisches Bild der gestörten Funktion der Patientin. Die Blockade der Periodizität des Stuhlgangs ist dem analog.
- Letztendlich kommt sie wegen der unerklärlich erhöhten Cholesterinwerte, die zu Gefäßverkalkungen führen können. Gefäßverkalkungen aber sind funktional nichts anderes als Distanzierungen des periodisch pulsierenden Blutkreislaufes vom Rest des Körpers. Hier wird der periodische Blutfluss als vitaler Faktor der Periodizität mit Kalk eingemauert, wie kanalisiert, und ihm damit Wirksamkeit genommen (Anti-A). Kein Wunder, dass ein Apoplex wie eine Überflutung die Antwort des unterdrückten A wäre. Aber auch Anti-A ist sehr wirksam, kann doch die Frau das Cholesterin nicht senken, weil ihr Körper - klassisch gesehen zufällig - die entsprechenden Tabletten abwehrt (Anti-A).

So zeigt sich die Komplementarität deutlich, als

► A: Intensivierung von periodischen Funktionen über
- innerliches Flattern beim Schwindel,
- starkes Mitgefühl, extreme emotionale Nähe,
- Undistanziertheit gegenüber Fernsehfilmen,
- Suche nach Gefühlsnähe zum verstorbenen Großvater,
- Verlangen nach Milch,
- Unvermögen, nachts allein sein zu können (hier zeigen sich wie in den meisten Symptomen beide Seiten, in diesem Fall Anti-A, die Reduktion der Tag-Nacht-Periodizität)

► Anti-A: Reduktion von periodischen Funktionen
- als extreme Distanzierung von Mitmenschen beim Schwindel
- bis hin zum Einschlafen als extremster Distanzierung,
- Abneigung gegen warme Milch,
- „zufälliger" Distanzierung zweier Zehen,
- Gefäßverkalkung als Distanzierung des periodischen Blutflusses,
- Furcht, Füße von der Leiterstufe zu lösen,
- Periodizität des Stuhlgangs ist reduziert.

Wem das zu fremd, weil nichtlokal und abstrakt erscheint, der wird wie die Klassiker der Medizin diese Frau nicht heilen können. Schließlich meldet sich die Patientin Monate nach der Einmalgabe der diese Funktion erfüllenden, quantenlogischen Arznei PHOSPHORUS. Sie ist erstaunt, wie gut sie sich fühlt, Ohnmachtsanfälle, Schwindel und andere Symptome sind wie gelöscht, die doch klassisch jahrelang völlig therapieresistent waren. Das klingt nach einer experimentellen Bestätigung der abstrakten, quantenlogischen Ursache ihrer Krankheiten.

- Primär ist hier deutlich eine mathematische Form oder Struktur wirksam, die sich als Quant komplementär zwischen A und Anti-A äußert. Sie zeigt sich als das eigentliche, sich durch die ganze Krankheitsgeschichte ziehende Sein.

- Sekundär erst gestalten sich vielfältige und variierende lokale A und Anti-A wie beispielsweise das übersteigerte Mitgefühl (A) und ein Ausstieg daraus in Form von Ohnmachten (Anti-A). Stirbt niemand, läuft kein Film und ist es nicht dunkel, wird das Mitgefühl als abstraktes Interesse der Intensivierung der Nähe periodischer Strukturen (A) keineswegs arbeitslos. Dann wird auffällig Milch getrunken oder man bleibt an einer Leitersprosse vor Angst kleben. Ebenso kann die Distanzierung (Anti-A) variabel einen Rasenmäher nutzen oder einen Ruheraum.

14.2 Die Verschränkung. A und Anti-A als Folge

Diese mathematische Form übergreift offenkundig Räume oder Bereiche, die klassisch miteinander nichts zu tun haben, eine Qualität, die in der mathematischen Fachsprache separabel oder trennbar heißt. Hier werden Dinge miteinander verglichen, die eine klassisch nicht zugelassene Beziehung zeigen.

Solche „separablen" Beziehungen wurden bei enger zeitlicher Koinzidenz bereits als „Synchronizität" von C. G. Jung beschrieben (siehe 8.3).

Nun ziehen sie sich durch die ganze Breite des Seins, unabhängig von Körper und Psyche, von angeblich absolut getrennten Individuen und Prozessen.

Die auf dieser Quantenlogik aufbauende Literatur der Quantenlogischen Medizin soll in den nächsten Jahren ausgiebig, auch an Beispielen, darstellen, was bisher schon mehrfach ausgeführt worden ist (2, 47).

Wem das zunächst schwer zu fassen erscheint, der findet sich in bester Gesellschaft. Einstein hatte wegen der primären Unglaublichkeit analoger Folgerungen in der Physik von einer „spukhaften Fernwirkung“ gesprochen und - erfolglos - versucht, die Quantentheorie aus den Angeln zu heben (88).

- Der Kontext C formt die komplementären A und Anti-A,
- beziehungsweise an einem anderen Ort A' und Anti-A'.
- A, A' und weitere A'' zeigen sich als Variablen,
- demgegenüber das Inter-esse C als das eigentliche Sein bleibend wirksam ist.
- C zeigt sich reproduzierbar immer und überall, unabhängig davon, wo und wann ein Beobachter misst.

Die Quantenlogische Medizin wie die Klassische Homöopathie kennen die Alternative

- Erbrechen,
- wenn der Schweiß nicht ausbricht (89).

Tatsächlich bleibt die mathematische Form C als das Herausbrechen erhalten. Sie formt sich nur abwechselnd aus in verschiedenen A und A', als Schweißausbruch oder alternativ – an einem ganz anderen Ort – als Erbrechen. C zeigt hier eine primäre Funktion, A und A' entstehen erst aus dem nichtlokalen C in Abhängigkeit von den lokalen Möglichkeiten. Ist Schweißausbruch nicht möglich, entsteht Erbrechen, dann „wird Erbrechen gewählt“.

Beobachtet man Krankheitsverläufe quantenlogisch, zeigen sich vielfältige variierende Symptome A und Anti-A bei bleibendem C. Deutlich wird dies auch an Eingriffen, bei denen A entfernt wurde und sich mit einer gewissen Wahrscheinlichkeit als A' neu bildet, solange C fortbesteht. Damit sind Orte wie A und Anti-A nicht primär definiert, weil sich nach Entfernung des einen die mathematische Form C – klassisch gesehen wie zufällig – andernorts ausdrückt.

- Die Funktion C, zum Beispiel das Herausbrechen in obigem Beispiel, zeigt sich primär definiert wie eine spezifische Konstante.

- Dessen Lokalisationen, die Orte A und Anti-A, sind primär undefiniert, variieren und sind damit Variablen.
- Die Lokalität von A oder Anti-A ist offenkundig sekundär
- und gegenüber der quantenlogischen Korrelation gleich gültig, gleichgültig, also zu vernachlässigen.

- Die Korrelation ist das „eigentliche Sein" (70).
- A und Anti-A sind in ihr untrennbar vereint.

11. Satz der Medizinischen Quantenlogik

<u>Verschränkung</u> oder Quantenkorrelation

wird eine Korrelation genannt,
- **bei der A und Anti-A nicht separabel, also verschränkt**
- **und damit nicht getrennt lokalisierbar sind.**

Der Begriff der Verschränkung stammt von Erwin Schrödinger (33).

Sie wird folglich erst vom Akt der klassisch trennenden Beobachtung (Messung) klassisch oder lokal bestimmt.
- Die Verschränkung hebt den Satz des Ausschlusses des Dritten auf.

Quantenlogisch ist
- die Korrelation oder mathematische Form C primär
- vor deren Lokalisation in A oder Anti-A.

C wird klassisch gesehen
- in den Lokalitäten erst sekundär sichtbar oder messbar
- durch jenen Beobachter, der das Dritte einbezieht.

Die klassische und physikalisch quantentheoretische Sicht:

- Das lokale Auftreten von A und Anti-A ist nicht zwingend vorherzusagen oder definiert,
- sondern nur mit einer bestimmtem Wahrscheinlichkeit aus C.
- C ist klassisch gesehen eine Wahrscheinlichkeitskorrelation von A zu Anti-A,
- wo beide künftig oder sekundär lokalisiert beobachtet / gemessen werden.

Eine solche Wahrscheinlichkeitskorrelation
heißt in der Quantentheorie Wahrscheinlichkeitswelle (90).

Quantenlogisch gesehen formt sich C in A und Anti-A.

- Nicht der Ort ist entscheidend,
- sondern die bestmögliche funktionale Ausprägung von C,
- von dessen höchstem Interesse
- und damit der größtmöglichen Inkonsistenz aller potentiellen A und Anti-A.

Für ein differenzierendes Verständnis ist folgende Unterscheidung unerlässlich:

In der physikalischen **Quantentheorie** werden immer Zweiheiten in ihrer Komplementarität beobachtet (siehe 13.4 f.).
Daher ist dort ein A mit einem einzigen Anti-A verschränkt.

In der **Medizinischen Quantenlogik** hingegen werden Vielheiten in ihrer Gesamtkomplementarität beobachtet.
Daher finden sich hier ein bis zählbar unendlich viele Anti-A's mit einem bis zählbar unendlich vielen A's verschränkt.

- Bei einem physikalisch-quantentheoretischen Paar
- bestimmt die Messung alias trennende Beobachtung von A

- das Anti-A,
- die von Anti-A bestimmt das A.

- Beide sind quantenlogisch in einem gemeinsamen Zustand,
- einem Quanten- oder Ganzheitszustand,
- weshalb die klassische Bestimmung des einen
- das andere lokal definiert.
- Beide sind miteinander verschränkt.

Dieses Gedankengut ist auch in der chinesischen Philosophie des Taoismus oder Daoismus bekannt (85).

- Erst die klassisch trennende Beobachtung
- alias Messung
- - auch nur des einen von beiden -
- lokalisiert sie getrennt

(siehe Heisenberg'sche Unschärferelation 13.7).

Auch in der Quantenlogik bestimmt die Messung alias trennende Beobachtung

- eines quantenlogischen Paares von A das Anti-A,
- die von Anti-A bestimmt A.

Allerdings kommen zählbar unendlich viele Anti-A's in Frage.

► Die aussagekräftigsten, weil von A funktional distanziertesten Anti-A's aufzufinden, ist erst nach Kenntnis von C möglich.
► C aber ist nur nach Kenntnis mindestens eines von A funktional möglichst distanzierten Anti-A festzustellen.

- Beide Schritte setzen hier einander voraus, wieder einmal stoßen wir in der Quantenlogik an eine Grenze.

- Und wieder antworten wir mit einer Näherung.

- A wird mit einem ersten Anti-A in Beziehung C gesetzt,
- und diese Beziehung wird mit der dieses A oder eines weiteren A' und einem anderen Anti-A' verglichen.
- Die distanziertere von beiden wird bevorzugt, weil sie effektiver definiert, entsprechend dem Satz der Definierenden Funktionalen Distanz (siehe 12.2). Bedeutet doch ihre funktional größere Ausdehnung ein funktional größeres und effektiveres C.
- Bei diesem Vorgehen im Sinne eines Näherungsverfahrens gelangt man mit jedem Schritt näher an das effektive oder eigentliche C.

- Das Kreisförmige scheint bei der Komplementarität eine quantenimmanente Eigenschaft zu sein, da im kreisförmigen Alternieren diskreter Daten auf und zwischen ihnen ein Drittes und quantenlogische Aussagen aufgebaut werden (75).

- Das Verfahren beschleunigt sich in einer e-Funktion, da das zunehmend bekanntere C nun zunehmend viele vorher noch möglich gewesene Anti-A's ausschließt und umgekehrt.

- A und Anti-A hängen also voneinander
- und vom Beobachter ab,
- der in der Quantenlogik geprägt ist durch den Kontext C der bereits beobachteten A' und Anti-A'.

- Erst mehrere bis viele Beobachtungen
- formen deshalb A und Anti-A mit zunehmender Sicherheit
- in einem während der und durch die Beobachtungen iterativ kreisenden Verfahren.

Wird ein Patient quantenlogisch betrachtet, geht - wie in den aufgeführten Beispielen - ein Lokalsymptom immer mit mindestens einem komplementären Symptom einher.

Der Arzt kann also sicher sein, dass er bei der trennenden Beobachtung alias Messung eines Symptoms immer mindestens ein zu diesem komplementäres Symptom finden wird, wenn sich die Befragung über das ganze bisherige Leben des Patienten erstreckt und nicht nur auf den jetzigen Zeitpunkt bezieht und zudem alle berichteten Daten aufgenommen werden.

- Das zu A komplementäre Symptom Anti-A wird umso sicherer lokal definiert,
- je besser C bestimmt ist,
- und C wird umso näher bestimmt,
- je näher oder exakter über mehrere A's und Anti-A's die größte Inkonsistenz alias Distanzierung erarbeitet / „gemessen" wird.

So kommt der Arzt der Verschränkung der Funktion des Patienten schrittweise immer näher.

Obwohl bei der Verschränkung lokale Daten erhoben und verglichen werden, wird die Dürftigkeit der klassischen Daten überdeutlich, die nur noch Wahrscheinlichkeiten oder einseitige Aussagen - klassisch gesehen - einer Wahrscheinlichkeitswelle darstellen.

Nicht mehr nur im Hintergrund webt eine nun ein Kontext als primäre und sowohl A wie Anti-A übergeordnete mathematische Form C die Wirklichkeit und stellt immer deutlicher das eigentliche Sein dar.

Wenn schließlich die Arznei, die auf Grund dieser Verschränkung gewählt wurde, auch noch dazu führt, dass sich alle Beschwerden zurückziehen, als habe man sie informiert, ihnen quasi „eine SMS geschickt", dann zeigt sich für den Arzt wie den Patienten, dass die Theorie der Wirklichkeit nahe genug war und die mathematische Form die physikalische formt.

DER BEGLEITKOMMENTAR

Noch einmal lässt sich mit der Verschränkung erkennen, wie ein Quantenzustand oder Quant sich gebärdet, wenn man aristotelisch hinschaut. Und doch bestimmt bereits das Quant die ohne es, also rein aristotelisch, nicht mehr verständliche Welt.

Aber noch werden aristotelische Eckdaten bestimmt. Reichen sie aus, um einen Menschen zu beschreiben und zu begreifen? Oder sind sie eben nur Anhalts-Punkte? Um zum Beispiel seine Motivation zu erkennen, brauchen wir mehr. In der Medizin müssen wir weiter gehen.

14.3 Das neue Grundelement – mehr als das Dritte

A und Nicht-A, das Königspaar der aristotelischen Logik, gehen in den Ruhestand, führend wird nun die aus dem zuvor ausgeschlossenen Dritten hervorgegangene mathematische Form. Auf den ersten Blick scheint die neue Logik damit wie ein umgekehrtes, symmetrisches Abbild der Klassischen Logik auszuformen. Dann aber wäre die Quantenlogik immer noch in der Klassischen verfangen.

- Täte man genau das Gegenteil dessen,
- was sein Gegenüber tut,
- wäre man nicht frei von ihm.
- Vielmehr wäre man über die Funktion,
- immer das Gegenteil des Gegenübers zu machen,
- strikt mit ihm verbunden
- und an ihn gebunden –
- mit ihm verschränkt (siehe 14.2).

Mag die neue Struktur ursprünglich als Gegenüber gegründet sein: Aus den Fesseln der Klassischen Logik befreit, entwickelt sie als mathematische Form eine ungeheure Dynamik. Diese Struktur wird etwas grundsätzlich Anderes.

DER BEGLEITKOMMENTAR

Umbrüche zeigen oft ungeahnte Folgen. Einmal in Bewegung gesetzt, eröffnen sie bahnbrechend neue Wirklichkeiten. Schauen wir noch ein letztes Mal auf das alte Dritte des Aristoteles, um es gleich danach in dem neuen Reich der Quantenlogik umzuformen.

14.3.1 Das alte Dritte des Aristoteles

- Die von der Klassischen Logik geprägte Klassische Mechanik
- nennt den Kontext Kraft (91).
- Er existiert klassisch nicht ohne A und Nicht-A,
- sondern nur in Abhängigkeit von beiden,
- sekundär als Drittes.

Für Isaac Newton war das so unabdingbar, dass ihn sogar die Schwerkraft über den leeren Raum hinweg, also ohne einen direkten Kontakt von A und Nicht-A, sehr irritierte (92).

Das Dritte hat in der Klassischen Logik, Klassischen Physik und Klassischen Medizin keine primäre Existenz. Es ist von A und Nicht-A bestimmt und durch beide geformt. Deshalb kann Aristoteles es ungestraft ausschließen.

Das Dritte ist bei Aristoteles wie ein See zwischen zwei Bergen.
- Die Berge formen das Zwischensein.
- Es existiert in Abhängigkeit von ihnen
- und hat keine primäre Bedeutung für die Berge

(wenn man in diesem Beispiel von der Erosion absieht).

Klassisch hat das Dritte zwischen A und Nicht-A keine Bedeutung.

- Das Dritte ist dort der chaotische Zufall der Addition (siehe 5.3),
- deren Kommutativgesetz beide Seiten gleichstellt:
- A + Nicht-A = Nicht-A + A (siehe 6.2.4).

- Das Dritte als Pluszeichen zwischen A und Nicht-A vermag die lokale Position von A zu Nicht-A nicht zu bestimmen.
- Beide Seiten sind variabel und gleich gültig.
- Die Position von A oder Nicht-A ist damit wertlos.
- Gleichgültiges zu definieren, ist sinnlos, weil gleich gültig.
- Es ist so ohne Bedeutung wie der leere Raum bei Newton.
- Sein oder Nichtsein ist hier keine Frage.
- Es ändert nichts, beeinflusst nichts, ist nicht wesentlich.
- Es hat kein Wesen, kein eigentliches Sein.

DER BEGLEITKOMMENTAR

Das war das Dritte bei Aristoteles. Was ist daraus geworden?

14.3.2 Das ursprüngliche Dritte - ein Erstes und Formendes

In der neuen Logik entsteht aus dem Kontext als mathematischer Form das einzig bleibende Sein (93).

- Nicht mehr zufällig sind A und Nicht-A, nun ANTI-A, addiert.
- Eine gemeinsame Struktur ordnet und formt sie.

Das ursprüngliche Dritte des Aristoteles ist aber nicht nur selbst mathematische Form.

12. Satz der Medizinischen Quantenlogik

Das ursprünglich Dritte (C) ist
- **ein Interesse an**
- **und wirksam in**
- **der Formung von A und Nicht-A, nun Anti-A,**
- **und damit der aristotelischen Substanz**

(siehe 8.1, 11.3, 13.5).
Das verändert die Struktur der aristotelischen Logik in sich.

Damit ist die Quantenlogik nicht mehr nur eine symmetrische Umkehrung der aristotelischen. Sie zeigt eine grundsätzlich andere Struktur.
- Das ursprüngliche Dritte integriert in prozessualer Formung
- A und Anti-A in sich und durch sich zu einer Einheit.
- A und Anti-A sind seine substantiellen Ausdrücke.

Der scheinbar leere Raum gestaltet die Wirklichkeit. In der Physik ist das nichts Neues (94). Nun zeigt er sich als Inter-esse in dieser Quantenlogik wirksam (siehe 11.3).

Die eigentliche Revolution der Quantenlogik liegt darin, dass nun den höchsten Wert erhält, was Aristoteles verworfen hatte.
- Die Struktur C ist selbst wirksames Interesse (siehe 8.1, 11.3).
- Da sie A und Anti-A formt, ist sie kein Kontext mehr.
- Nun ist sie der eigentliche Text.

- Mit der Mathematik ist bereits eine abstrakte Struktur bekannt,
- die wie ein strikt zwingendes Interesse
- alle Realität aus dem Dritten heraus formt.
- Die physikalische, physische, substantielle Realität ist ihr gegenüber völlig passiv.
- Dieses Denkmodell gründet auf Pythagoras (27) (siehe 5.6).

Aber auch andere abstrakte Strukturen sind immens wirksam. So diktiert die Gesellschaft den meisten Menschen wesentlich deren Lebensform. Und doch hat niemand die Gesellschaft je gesehen. Sie ist eine nichtlokale Struktur.

Nun gilt nicht mehr:

- A „hat“ ein Interesse an Anti-A oder umgekehrt,
- als sei das Interesse ein zusätzliches drittes Ding.

Nun formt ein Interesse C

- das A zu A und das Anti-A zu Anti-A.

- Nur aus der Prägung des Denkens der Aristotelischen Logik
- konnten A und Nicht-A derart primär und führend werden.
- Teile und Punkte aus der Mathematik gewannen das Primat vor den Funktionen, obwohl sich das aus der Mathematik nicht notwendig ergibt.
- Mit gleichem Recht lassen sich nun Funktionen, Zusammenhänge und Interessen in den Vordergrund stellen.
- Doch erscheint das dem quantenphysikalischen Laien sehr ungewohnt, obwohl er doch selbst ein solcher ist (siehe 1.3).
- Dass ein Zusammenhang ohne primäre Teile auch noch wirksam sein soll, erscheint ihm zunächst wie „ein Wunder“, weil er andere, neue Denkmodelle wie eine SMS bräuchte.

Ein Wunder, schrieb Augustinus bereits, ist nur das,
was wir uns nicht erklären können.

Wie wirklich diese abstrakten Interessen tatsächlich sind, zeigt sich in der Quantenlogischen Medizin. Hier zeigt sich der Erfolg umso nachhaltiger, je exakter die gewählte Arznei die mathematische Form anspricht, die dann sekundär A und Anti-A, also die Gesamtsymptomatik, verändert.

Dio quantonlogiecho Sicht vorändort dio Grundoinhoit:

- Mathematische Form als Interesse
- ersetzt Substanz.

Beide Grundeinheiten haben ihr Existenzrecht. Die mathematische Form und mit ihr die Quantenlogik werden dann von Vorteil sein,

- ▶ wenn es um Ganzheiten geht
- ▶ und nicht primär um diskrete, punktuelle Daten.

Da der Mensch sich nicht nur als Ganzheit fühlt, sondern nachweisbar auf allen fassbaren Ebenen auch diese Qualität zeigt, was in den wenigen Beispielen in diesem Buch nur anzudeuten ist, zeigt die Quantenlogik in Medizin und Psychologie immer wieder überraschend klärende Zusammenhänge.

Das Interesse C formt

- das A zu A und das Anti-A zu Anti-A.

Dann liebt nicht primär

- der Mann die Frau oder die Frau den Mann.

Primär ist dann etwas Abstraktes wirksam.

- Die Liebe C formt
- die Frau zur Frau (A)
- und den Mann zum Mann (Anti-A),

schon vor der Geburt, ohne dass sie sich bereits („mess"- oder feststellbar) lieben würden.

Die Liebe C formt beide vor,
sie ist also selbst primär.
Sie ist primäres Interesse, primäre Wirkung,
die zwischen beiden wirkt.
Sie bestimmt und formt beide.
Beide sind als A und Anti-A ihr gegenüber passiv und sekundär.

- In der neuen Logik bekommen auch Gefühle eine Existenz (95).

- In der alten Logik waren Gefühle primär unbestimmt
- und nur sekundär wie Kräfte
- an aus ihnen hervorgehenden faktischen Folgen erkennbar.

- Interesse ist primär abstrakt
- und damit primär von einem Beobachter nicht feststellbar,
- sondern erst sekundär am Verhalten des Interessierten und seines Objekts messbar.

- Die Psychiatrie glänzt nicht gerade in der Klassischen Medizin.
- Das liegt nicht etwa an einer mangelnden Qualität der Psychiater, sondern an der Logik, die sie anwenden.
- Mit der Psyche behandeln sie ein Drittes klassisch-chemisch, also aristotelisch, obwohl es doch aus den aristotelischen Strukturen ausgeschlossen ist.
- Das programmiert klassisch Misserfolg.

- Erfreulicherweise kommt auch hier in jüngster Zeit manches in Bewegung (96).

Historisch ist interessant, dass Aristoteles außerhalb seiner Logik ein ähnliches Phänomen wie das quantenlogische Interesse als „Dynamis" beschrieb, ohne dieses aber nach dem Wissen des Autors mit dem Dritten seiner Logik in Korrelation zu bringen.

- Aristoteles definierte im Gegensatz zur „Energeia"
- als der realen, in der Arbeit vorhandenen Energie
- mit dem Begriff der „Dynamis",
- lateinisch „Potentia",
- eine Energieform der Tendenz zur Verwirklichung (97).

- Augustinus sprach von *„ideae ... **quae ipsae formatae non sunt**“, „Ideen, die selbst nicht geformt sind“* (98), also Informationen, die noch nicht physikalische Form geworden sind, die noch „im göttlichen Bewusstsein ruhen“, wie er den Zustand der noch nicht Fakt gewordenen Ganzheit nannte.
- C. G. Jung bezog sich auf diese Aussage (99).
- Werner Heisenberg stellte deren Nähe zur Quantentheorie fest (99).

- Samuel Hahnemann (100) beschrieb eine dem Symptom kausal vorgesetzte Kraft **Dynamis,** blieb aber deskriptiv und ohne jedes wissenschaftliche Konzept von deren Entstehung oder Mehrung.

DER BEGLEITKOMMENTAR

- Nun ist der alte Vordergrund der Hintergrund
- und der alte Hintergrund der Vordergrund.

Aber was zeigt sich da eigentlich, wenn wir es mit der neuen Brille anschauen?

14.4 Die Parameter des grundsätzlich neuen Elements

- Welche Qualitäten zeigt das neue Grundelement?
- Sie wurden bereits schrittweise entwickelt.

14.4.1 Mathematischer Primärtext aus früherem Kontext

Die eigentliche Form des neuen Grundelements C dürfte am besten als dynamische Struktur, structure (12), und damit grundsätzlich mathematisch zu beschreiben sein (siehe 9.1.).

Dieses C definiert das A und das Anti-A.
Die neue mathematische Form C ist damit

- aus einem Kontext
- zu einem mathematischen Primärtext

geworden.

14.4.2 Funktionale Distanz als Voraussetzung

- Aus dem ursprünglich Dritten oder Kontext hervorgegangen,
- setzt das Element C funktionale Distanz voraus (siehe 12.2).

- Nur so sind Beziehung und Funktion möglich.
- Quantenlogik ist wie Mathematik funktional.

DER BEGLEITKOMMENTAR

Auch das ist bereits abgeklärt, ebenso wie die folgenden Schritte.
Nun setzt sich das Bild wie ein Puzzle zusammen.

14.4.3 Funktionale Distanz durch Inkonsistenz

Funktionale Distanz entsteht durch Inkonsistenz (6.3.2).

Samuel Hahnemann hat das bereits gesehen (77),
Niels Bohr hat es als „Komplementarität" exakt definiert (siehe 13.4).

14.4.4 Definition der Inkonsistenz durch den Beobachter

Der Beobachter definiert die Inkonsistenz (siehe 11.2).

Er beobachtet zwei Aussagen als konsistent oder nicht.

DER BEGLEITKOMMENTAR

Das gilt in beiden Logiken.

14.4.5 Übergang potentieller in faktische Inkonsistenz

Mit seiner trennenden Beobachtung / Messung (siehe 14.1.1)
- macht der Beobachter aus einer Ganzheit

► als einer klassisch durch ihre Komplementarität potentiellen Inkonsistenz (siehe 13.4 - 6)
► eine faktische Inkonsistenz.

DER BEGLEITKOMMENTAR

Das kennen wir auch schon. So sieht der Quantenlogiker die Trennung des Aristoteles. Es ist der Klassische Quantensprung, wie wir sehen werden (siehe 15.1).

14.4.6 Funktionale Distanz durch Akt der Distanzierung

- Damit ist es der Beobachter, der funktionale Distanz schafft.
- Er distanziert,
- sein Akt schafft die Distanz.

Das Interesse des Beobachters
induziert funktionale Distanzierung (siehe 11.3).

Der Beobachter macht
- aus C
- das A und das Anti-A

mittels seiner aristotelischen Beobachtung alias Messung (siehe 11.2).

Aristotelische Messung trennt.
So entsteht ein Drittes.
Das Dritte existiert durch Inkonsistenz von A und Anti-A,
die ihnen der Beobachter durch Wahrnehmung zuschreibt,
aus dem Satz des Widerspruchs heraus (siehe 6.2.2).
Für diese Wahrnehmung trennt er beide,
er ist es, der die funktionale Distanz kreiert.

DER BEGLEITKOMMENTAR

Auch dies ist nichts Neues mehr.

14.4.7 Distanzierung innerhalb der mathematischen Form

- Damit landet die Distanzierung
- oder die in A und Anti-A distanzierende Bewegung des Beobachters
- als eine Form potentieller Energie
- in A, Anti-A sowie zwischen beiden.

Es bildet sich etwas wie eine zusätzliche Dimension,
- aus bit wird Ur,

- aus inaktiver Information potentielle Energie.

Hier wird Interesse aktiviert
zwischen den komplementären Anteilen des bits.

- Distanzierung ist mehr als Distanz,
- sie ist in sich Funktion,
- selbst Funktion.

DER BEGLEITKOMMENTAR

Das folgt ganz logisch aus den vorgegebenen Schritten.

14.4.8 Konsistenzimpuls aus Distanzierung

- Folglich existiert mehr als die klassisch ausschließlich gesehene Summe aus A und Anti-A.
- Als Reaktion auf die trennende Beobachtung
- sind sie „geprägt" von der zusätzlichen, vereinenden Energie.

Diese zusätzliche Energie
geht aus dem Interesse hervor,
dem Zwischensein zwischen beiden.
Distanzierung induziert Interesse
entsprechend dem Gesetz der Symmetrie,
dem höchsten Gesetz der Physik (101).

- Interesse verbindet beide Seiten.
- Interesse ist damit ein Konsistenzimpuls.

Dies erklärt die Feststellung der Quantentheorie,
dass absolut gesehen nichts teilbar ist.

Carl Friedrich von Weizsäcker beschreibt dies so: „Das Ganze „besteht" nicht aus seinen Teilen; es kann nur so zerstört werden, dass die Teile, wieder nur angenähert, übrig bleiben" (102).

DER BEGLEITKOMMENTAR

Damit wird letztlich die physikalisch-mathematische Feststellung quantenlogisch umgesetzt, dass beim Quant mehr als die Summe wirksam ist.

14.4.9 Konsistenz- proportional Distanzierungsimpuls

Da der Konsistenzimpuls vollständig aus der Distanzierung hervorgeht, folgt zwangsläufig:

13. Satz der Medizinischen Quantenlogik

Die Höhe des Konsistenzimpulses ist proportional dem Trennungs- oder Distanzierungsimpuls des Beobachters.

In der Quantenlogik
- muss (a) die **Distanzierung** aufrecht erhalten bleiben,
- damit das Quant erhalten bleibt (siehe 13.3)
- und nicht in beiden punktuellen Daten verloren geht.

Andererseits besteht zwischen beiden ein Interesse (siehe 11.3).
- Dieses gestaltet aus beiden eine funktionale Einheit (siehe 11.3,4, 12, 12.1)
- und beinhaltet damit einen funktionalen **Vereinigung**simpuls (b)
- der beiden klassisch gesehen komplementären Extreme.

Distanzierung und Vereinigungsimpuls bilden eine komplementäre Gegenläufigkeit. Der aus beiden hervorgehende Prozess lässt sich in der Medizin als das funktional Bleibende erkennen, zusammen gestalten sie den funktionalen Raum.

DER BEGLEITKOMMENTAR

Warum soll ein Prozess aus Gegenläufigkeiten entstehen? Sie müssen mehr als nur Newton'sche Impulse sein.

14.4.10 Impuls zur Form

- Das neue Grundelement
- ist somit eine **mathematische Form** (a) oder Struktur,
- die durch einen aristotelisch nach Inkonsistenz suchenden Beobachterimpuls
- einen **Konsistenzimpuls** (b) erhält.

Mathematische Form (a) enthält zumindest 1 bit (siehe 13.3)
und ist damit in der Klassischen Logik
eine Summe von mindestens 2 Summanden.

Das Element enthält also klassisch-logisch
- eine Summe aus mindestens zwei Summanden
- plus einen Konsistenz- oder Zusammenhangsimpuls.

- Damit ist es klassisch eine Zweiheit,
- die mehr ist als die Summe.

Das ist die Definition einer Ganzheit (siehe 1.3).

Erinnern wir uns:

- Eine durch ihren Kontext zusammenhängende Menge,
- die durch ihn die Qualität einer Ganzheit erhält,
- heißt **Quant**, englisch Quantum.

Nun lässt sich das noch quantenlogisch exakter fassen:

Quantenlogische Zwischendefinition des Quants

- Ein **Quant**
- ist eine durch einen aristotelisch nach **Inkonsistenz** suchenden Beobachterimpuls
- und einen **Konsistenz**impuls geprägte
- **mathematische Form** oder Struktur.

Zur Erinnerung (siehe 11.4, 12.2, 13.6, 14.2.2):

- Inkonsistenz,
- Funktionale Distanz,
- Ausdehnung als mathematische Form
- und der Gestaltungsimpuls (gegenüber den ursprünglichen A und Anti-A)

induzieren einander.

- Aber ist das ein klassischer Impuls,
- der aus der Inkonsistenz hervorgeht?

► Konsistenz ist Zusammenhang durch Kontext.

► Inkonsistenz entspricht klassisch
- der Trennung oder Distanzierung
- eines zusammenhängenden Kontexts
- durch den Beobachter

- in kleinere Kontexte (ohne Kontext zwischen ihnen),
- keinesfalls aber in punktuelle Daten (siehe 13.3), weil diese keine Qualität außer der eines Punktes haben und damit auch nicht widersprüchlich sein können.

Der Begriff des Impulses kommt jedoch aus der punktuellen Physik Newtons.

- Er passt bei genauer Betrachtung hier nicht mehr exakt.
- Denn es geht nicht um einen klassischen Impuls wie jenen, der einer lokalen Masse eine Geschwindigkeit verleiht (103).
- Es geht um einen Gestaltungs- oder Formimpuls.

► Primär erfüllt sich eine nichtlokale, mathematische Form.
► Die konkrete Lokalität und lokale Ausgestaltung sind sekundär.

- Primär ist die Erfüllung der abstrakten Form, die Formung,
- wo und in welchem untergeordneten Kontext
- auch immer sie stattfindet.

Den Satz des Pythagoras kann man an vielen Orten und zu vielen Zeiten physikalisch verwirklicht sehen. Entscheidend ist hier nur, dass er an und für sich verwirklicht wird. Das Wo? und Wann? und Womit? sind sekundär.

- Durch diesen Formimpuls kommt es zu Formung.
- Wird die Formung lokal gestört,
- kommt es zu einer Formung
- an einem anderen Ort und/oder zu einer anderen Zeit (siehe 14.2).

- Diesen Vorgang nennt man Verdrängung.
- In ihr prägt sich die nichtlokale mathematische Form neu aus.
- Die Formung ist also nicht lokal gebunden.

- Formung wird unabdingbar wieder wirksam,
- nur in einer anderen lokalen und konkreten Form.

Die Information oder mathematische Form bleibt die gleiche, nur ihre lokale Ausformung und daher der Name wechseln.

„Verdrängung“

nennt man in der Quantenlogischen Medizin die Beobachtung,

- dass sich nach Wegnahme der Ausformung A, Anti-A oder beider unter unveränderter Belassung von C
- die Information oder mathematische Form C
- wieder an einem anderen Ort oder / und zu einer anderen Zeit
- in einer analogen Ausformung A' und Anti-A' zeigt (siehe auch 14.2, 17.2).

Verdrängung wird in der quantenlogischen Medizin in der Regel als negativ angesehen. Sie zeigt aber - wie alles - auch eine Positivseite. Die Realität der Verdrängung demonstriert nämlich auch, dass Wirklichkeit sich nicht willkürlich vordergründig umgestalten lässt.

C lässt sich nach den Erfahrungen der Quantenlogischen Medizin nicht dauerhaft verhindern oder umgehen. Auch in den Beispielfällen zeigt sich vielfältige Verdrängung mit Veränderungen von A und Anti-A, das C aber weicht nicht. So wird eine heilende Medizin lernen müssen, auf die mathematische Form C durch perfekte Abstraktion aus A und Anti-A zu schließen.

14. Satz der Medizinischen Quantenlogik

- In der **nichtlokalen Abstraktion**

(als Entzug aus der nur lokal gültigen Information)

- zeigt sich die **mathematische Form**
- als das **überlokal Bleibende**.

Dies zeigt sich nicht nur quantenlogisch, sondern ebenso in der physikalischen Quantentheorie. Hier existiert primär „ein mathematischer Zustandsraum des „Urs““, also ein „Kontinuum von Möglichkeiten für Ja-/ Nein- Entscheidungen“, das heißt symmetrischen Inkonsistenzen oder Uren. „Teilchen und Felder, also klassisch gesagt, Körper und Kräfte“ sind nur noch „Darstellungen der Symmetriegruppe dieses Kontinuums.

Information ist dann der Grundbegriff, aus dem der traditionelle Begriff der Materie (res extensa) erst hergeleitet wird“, wie Weizsäcker schreibt (112). Die mathematische Form als Information wird zum eigentlichen Sein.

DER BEGLEITKOMMENTAR

Diese mathematische Form ist ein Gegenüber des Lokalen mit einem Impuls zur physikalischen Form. Wenn wir nicht jedes Mal dazu sagen wollen, dass es sich um einen speziellen Impuls handelt, nämlich den zur Form, bedarf dieser Faktor noch eines eigenen Namens.

14.4.11 Interesse als Impuls zur Form

Einen solchen nichtlokalen Impuls zur Formung kann man gut mit dem Ausdruck „Interesse“ beschreiben. Damit wird er deutlich vom lokalen, also aristotelisch-newton’schen Impuls unterschieden.

Interesse *aus quantenlogischer Sicht*

- ist der selbst nichtlokale Formungsimpuls,
- eine bestimmte mathematische Form zu verwirklichen
- ohne eine primäre Festlegung lokaler Daten (siehe 14.2).
- Es ist Impuls zu einer Formung,
- einer mathematischen Form immanent.

Mathematische Formeln wie Naturgesetze enthalten immanent ein Interesse an ihrer Verwirklichung. Das zeigt ihr ubiquitär ableitbares Auftreten im Universum.

DER BEGLEITKOMMENTAR

Was haben wir auf dem Weg bisher gefunden?
Die Wirk-lichkeit zeigt sich von einer ganz anderen Seite.

14.5 Interessierte, selbstaktive mathematische Formung

Trennt man in Ursache und Objekt, so ist nach den bisherigen Feststellungen
► die Ursache des Interesses
die mathematische Form durch ihre Inkonsistenz (siehe 14.1.2)
► und das Objekt des Interesses
die mathematische Form in ihrer physikalischen Erscheinung.

- Damit ist die mathematische Form zugleich
- Objekt und Causa (104)
- des Interesses.

Wenn diese abstrakte Form Causa und Objekt ihrer selbst ist, ist sie

- selbstaktives Interesse
- durch die primäre Distanzierung des Beobachters (siehe 11.3).

Ein Quant erhält

- durch das distanzierende Interesse des Beobachters
- selbst Interesse.

15. Satz der Medizinischen Quantenlogik

Die quantenlogische Definition des Quants

Ein **Quant ist**

- **„interessierte“,**
- **selbstaktive,**
- **mathematische Formung**.

- Inkonsistenzfeststellung erhält es und aktiviert es kausal.
- Konsistenz als Bleiben des Kontextes motiviert es final.

Quantenlogisch ist ein Quant folglich

- die Inkonsistenz als Beziehung zur Konsistenz
- und die Konsistenz als Beziehung zur Inkonsistenz.

Ein Quant ist das Interesse,

- das A und Anti-A erst zu beiden formt
- und sie doch zu einem Einzigen gestaltet.

- Platons Idee (105) und
- Carl Gustav Jung's lebendiges Symbol (106)

finden sich in dieser Form und Formung wieder.

- Das trennende Erkennen,
dass ein Gegenüber anderen Geschlechts ist,
wird beantwortet von der Sehnsucht
- nach vereinendem Lieben
und umgekehrt.

Ein Wechselspiel für den, der aristotelisch beide Vorgänge trennt. Das muss aber nicht sein.

- Durch das liebende Hinwenden ist Erkennen möglich
- und durch Erkennen Lieben („Sich Verstehen").

- Aristotelisch zeigt sich ein Wechselspiel,
- quantenlogisch hingegen eine ungetrennte Ganzheit
aus Erkennen und Lieben.

- Sich gegenseitig befruchtend
- sind sie ein gemeinsames Interesse, ein Quant.

Ohne Definition der Inkonsistenz durch den Beobachter

- keine exakte Konsistenz,
- kein Interesse,
- kein Quant.

DER BEGLEITKOMMENTAR

Nun hat das neue Element aber hingelangt. Es hat die Welt verändert. Und doch kannte nicht nur Carl Gustav Jung mit seinem lebendigen Symbol vieles, was im Alltag bereits diese neuen Qualitäten zeigte. Wir hatten es nur geflissentlich übersehen, mit den logischen Regeln des Aristoteles.

Nun wird die Wirklichkeit noch lebendiger.

14.6 Das Quant als polares, symmetrisches Wechselspiel

Das Interesse, das Quant, gebärt ein Wechselspiel, genauer: Das Quant dieser Logik ist klassisch gesehen ein Wechselspiel. Auf die kreisförmige Dynamik innerhalb der Komplementarität hat C. F. v. Weizsäcker hingewiesen (75).

- Der quantenlogische Beobachter
- trennt funktional Zusammenhänge als inkonsistent,

- und „die Natur" oder das Ganze antwortet,
- indem sie einen Kontext dieser Zusammenhänge aufzeigt
- und beide damit vereint.

Das spiegelt das Vorgehen des Aristoteles in dessen Logik.

► Während Quantenlogik Zusammenhänge voneinander trennt,
► trennen Klassische Logik, Klassische Physik und Klassische Medizin Fakten.

Die Natur antwortet diesen klassischen Beobachtern, indem sie ihnen
- zwischen diesen Fakten
- Beziehungen zeigt,

welche die Beobachter Wechselwirkungen nennen (siehe 8.3 - 1).

In beiden Logiken drückt sich eine Symmetrie als das grundlegendste Gesetz der Physik (101) aus. Der quantenlogische Ansatz wirkt insofern sauberer, als er im gleichen Bereich bleibt, es entstehen
- Zusammenhänge von Zusammenhängen
- und nicht Zusammenhänge von Fakten.

- Ist das Spiel zwischen Beobachter und Objekt erst einmal in der quantenlogischen Form angestoßen,
- so oszilliert das daraus entstehende Quant

- als iterativer Quantenzustand
- lokal wie zeitlich
- innerhalb des Objekts und zwischen den Partnern Beobachter und Objekt, die erst durch Trennung (partire lateinisch = trennen) Partner geworden sind.

Das lässt sich in der Medizin stetig beobachten (siehe 9.3.1 ff., 14.2).

„Vereint und wieder vereint, die Pforte zu jedem Geheimnis“, beschreibt die taoistische Philosophie dieses Phänomen (108).

Es erinnert an die vitalen Funktionen von Herz und Lunge.
Sie oszillieren das ganze Leben hindurch ohne Ende,
die Lunge mit einem besonderen Freiheitsgrad.

Diese Aspekte sind gute Übungen quantenlogischen Denkens. Sie werden in dem Buch „Spiegelungen zwischen Körper und Seele“ (47) eingehend diskutiert.

- Bleibend ist somit eine Funktion aus
  - Distanzierung und
  - Vereinigung,
- ohne jemals die beiden Extreme
  - der absoluten Distanzierung,
  - bzw. der absoluten Vereinigung selbst zu erreichen (siehe 4.1 -4.1.3, 13.3).

- Diese Unvollständigkeit verhindert den Quantensprung in die Welt der absolut diskreten Fakten, und das Geschehen bleibt immer im Quantenzustand (13.3).

- Das hier wirksame Gesetz der Symmetrie ist das höchste der Physik (101).

- Demgegenüber steht zwar die Symmetriebrechung (33,109), doch bildet diese zur Symmetrie wieder ein Anti-A und beide zusammen eine Symmetrie.
- Das Gesetz der Symmetrie setzt einen naturgesetzlichen Kontext von allem mit allem voraus, der alles symmetrisch ordnet.
- Das höchste Gesetz der Physik setzt also einen Kontext von allem mit allem voraus
- und postuliert folglich das Makroquant All.

- Das bedeutet, dass dieses Gesetz primär nicht den aristotelischen, sondern quantenlogischen Gesetzen gehorcht.
- Das höchste Gesetz der Physik ist erstaunlicherweise quantenlogisch!
- Damit ist die Quantenlogik physikalisch höher begründend als die Klassische Logik.

Wenn folglich Quantenphänomene aus Distanzierung und Vereinigung hervorgehen, sind sie besonders deutlich bei distanzierten oder dissoziierten Strukturen zu erwarten, die gleichzeitig Ganzheitscharakter aufweisen.

- Samuel Hahnemann

umschreibt dies für die Medizin.
Er fordert die fast ausschließliche Beachtung
„sonder"licher, also „trenn"licher oder dissoziierter Strukturen (77).

- Carl Gustav Jung

beschreibt dies tatsächlich für die Psychologie (48).

Dissoziation

nannte Carl Gustav Jung
- eine Distanzierung aus Anteilen oder Parteien,
- die eigentlich und ursprünglich zusammenhängen (48).

Das lässt sich aus der Wortwurzel verstehen.

Dis = lat. auseinander (17).
Dissociatus = lat. ungesellig (17).

Socii (der lateinische Plural von socius)
- waren eigenständige Stämme oder Völker,
- die im Angriffsfall
- mit den Römern als Ganzheit auftraten.

DER BEGLEITKOMMENTAR

Das neue Denken ist also seit Jahrtausenden bekannt, nicht nur bei Platon, auch im Taoismus. Was passiert in dieser neuen Welt des Denkens mit der alten? Was bedeutet das alte Denken in der Welt der Neuen Logik?

14.7 A und Nicht-A – symptomatisch für C

Wenn in der Quantenlogik
► eine Gesamtheit von Größen C
► an die Stelle der einzelnen Koordinaten A und Nicht-A der Klassik tritt, wie Werner Heisenberg das beschreibt (110),
was werden dann A und B?

- A und Nicht-A sind quantenlogisch nur noch Zeichen von C (siehe 14.4.1, 14.4.10)
- Zeichen sind Symptome.

- Also sind A und Nicht-A nun symptomatisch für C.
- Das wird besonders deutlich bei deren Komplementarität,
- also A und Anti-A.

DER BEGLEITKOMMENTAR

Das scheinbar Unabänderliche wird relativiert, wie bei einem Sprung ins Wasser. Lässt sich die Grenze zwischen den logischen Welten wie eine Wasseroberfläche orten?

15. Sprünge

15.1 Klassischer Quantensprung - Sprung aus dem Quant

Die Grenze zwischen den Logiken sollte der zwischen zwei verschiedenen physikalischen Phasen ähneln, beispielsweise Luft und Wasser.

Über zwei Schritte lässt sie sich dann lokalisieren:
- Beide unterscheidenden Eigenschaften müssen eruiert werden.
- Der Grenzbereich beider Eigenschaften kennzeichnet den Grenzbereich beider Phasen oder Logiken.

- Der aristotelische Bereich ist nicht denkbar ohne diskrete, absolute Trennungen,
- der quantenlogische nicht ohne Kontexte, Zusammenhänge, bei dem Verschränkungen alias Quantenzustände gerade nicht getrennt und zerstört werden dürfen (siehe 14.2).

Bleibende Extremvarianten vernichten das Quant,
bzw. dessen Beobachtung.

Der Prozess des Quants darf daher nie bleibend zu
- (a) absoluter Auseinandersetzung (= Trennung)
- (b) oder zu absoluter Zusammensetzung führen.

Sonst wäre das Ende des Quants herbeigeführt, weil es
- im Fall (a) kein Interesse und

- im Fall (b) keine Ausdehnung oder mathematische Form hätte.

Beide Male wäre man unversehens aus der Quantenlogik heraus in die aristotelische gefallen oder gesprungen. Die aristotelische Logik zeigt sich hier als ein Grenzfall der quantenlogischen.

Man wäre
- vom Quant
- in die aristotelische Zweiheit A und Nicht-A

gesprungen, unter Ausschluss des Dritten.

Dies ist der Klassische Quantensprung.

16. Satz der Medizinischen Quantenlogik

Der Klassische Quantensprung bedeutet den

Sprung
- ▶ **aus dem Kontext**
- ▶ **in die Einzeldaten.**

Er entsteht aus klassischer Sicht durch klassische Messung.
- Er zeigt die aristotelische Logik als Grenzfall der Quantenlogik
- durch Streben des Dritten oder Kontextes gegen Null
- und damit dessen Verlust.

- Bei jeder klassischen Messung wird absolut getrennt,
- physikalisch nach Newton, logisch nach Aristoteles.
- Absolute Trennung oder funktionale Distanzierung bedeutet
- absoluten Verlust des Zusammenhangs (siehe 8.2).
- Das Quant existiert als Zusammenhang nicht mehr messbar.
- Es kann klassisch nicht mehr wahrgenommen werden (111).

- Folglich bedeutet der klassische Quantensprung
- aus klassischer Sicht
- ► den Verlust des Quants
- ► unter Gewinn von diskreten, also lokalisierten Einzeldaten.

- Bei einer klassisch-physikalischen Messung werden immer die Regeln der aristotelischen Logik angewandt. Man bestimmt das Objekt strikt lokal.

Folglich wird
- bei klassischer Messung
- eines Quantenphänomens

immer ein Quantensprung „gemessen".

Aus dem Quant als einer klassischen Wahrscheinlichkeit heraus, irgendwo in einem bestimmten, zusammenhängenden Bereich zu erscheinen, tritt bei Messung, das heißt klassischer Betrachtung, nun schlagartig A oder Nicht-A auf ohne ein Dazwischen, was natürlich wie ein Sprung erscheint.

- Eigentlich heißt das nur, dass man das Objekt dieses Mal in die aristotelische „Zwangsjacke" presst und damit jegliche Informationen über dritte Zwischen- oder Kontexte eliminiert.
- So musste vor dem quantenlogischen Verständnis der Verlust des Quants beim Quantensprung wie ein mysteriöser Effekt der Messung selbst erscheinen.
- Dadurch erhielt der Vorgang der Messung an sich eine eigenartige, ohne neue Logik unerklärliche Aufwertung.

Der Quantensprung in der Physik

Die Schrödinger'sche Wellengleichung beschreibt die Wahrscheinlichkeit, ein Elektron an einer bestimmten Stelle bei Messung anzutreffen. Sie entspricht dem quantenlogischen Interesse (siehe 8.2).

(a) Vor der Messung wird das Elektron als eine virtuelle, mathematische Form von Wahrscheinlichkeiten verschiedenster Lokalisationen betrachtet.
(b) Nach der Messung aber zeigt es sich aristotelisch gestaltet und strikt punktuell lokalisiert.

- Es wird blitzartig zu A oder Nicht-A.
- Zwischenzustände zwischen beiden wurden nie gemessen.
- Es handelt sich also um ein sprungartiges Auftauchen
- mit dem Ändern der Beobachtung alias der Messung
- und nicht um einen Übergang.

- Mit (b) der Messung / durch die Messung
- kommt es zum Klassischen Quantensprung (siehe 15.1).

- Das ist der Sprung aus der Quanten- in die Klassische Logik,
- den scheinbar die Natur
- und eigentlich doch der Beobachter vollzieht.

- Da quantenlogisch nichts absolut trennbar ist (14)
- und damit alles als Quantenzustand gesehen wird,
- führt quantenlogisch absolut jede Klassische Messung
- zu einem Klassischen Quantensprung.

DER BEGLEITKOMMENTAR

Dieser Sprung wirkt wie ein Sturz aus dem Paradies der Quantenwelt in die alte, aristotelisch fixierte Welt.
Ist es auch möglich, zurück zu springen?

17. Satz der Medizinischen Quantenlogik

Der Inverse Quantensprung

Will man eine Ganzheit spezifisch erfassen, bedarf es des
- **Sprungs aus den Einzeldaten**
- **in den Kontext.**

Bei dieser Umkehrung des Klassischen Quantensprunges (invers = umgekehrt) (17)
- geht Lokalität verloren (siehe 8.2)
- und wird Kontext gewonnen.

- Beim Klassischen Quantensprung geht Kontext und damit quantenlogische Information, also mathematische Form und Interesse, verloren.
- Beim Inversen Quantensprung geht Lokalität und damit klassisch-aristotelische Information verloren.

- Die Beziehung beider zueinander ist die Unschärferelation (siehe 8.2).

DER BEGLEITKOMMENTAR

Wenn dieses Buch als Ganzes bereits den Weg aus den Einzeldaten des Aristoteles zum Quant hin zurückgelegt hat, muss es irgendwo einen Inversen Quantensprung vollzogen haben. Haben wir ihn bemerkt?

15.3 Inverser Quantensprung von Aristoteles zum Quant

Der Weg aus den Einzeldaten hin zum Quant
lässt sich in drei Schritten begreifen:

1. Die aristotelische Zweiheit
2. Das komplementäre Paar
3. Das quantenlogische Quant.

1. Die aristotelische Zweiheit
- Hier existieren zwei diskrete Einheiten unabhängig voneinander
- und sind damit nur als A und Nicht-A definiert.
- Ihre Beziehung zueinander ist nur die ihrer Nichtidentität.

2. Das komplementäre Paar
- zeigt ebenfalls zwei diskrete, isolierte Einzeldaten.
- Die aristotelische Subtraktion besteht also weiter.
- Nun aber verbindet beide außer der Nichtidentität auch noch die alternierende Funktion als eines der Kennzeichen der Komplementarität.

- Das macht diese Struktur quantensprungbereit.
- Doch ist sie weiterhin eine aristotelische Summe,
- nur versehen mit einer zusätzlichen Korrelation.
- Sie zeigt zwar einen Kontext an, ist aber selbst keiner.
- Noch sind Kontext und diskrete Daten getrennt.

Die aristotelische Logik endete bei der Suche nach der Ganzheit mit der Komplementarität (siehe 13.4). Mathematisch ist die Physik darüber hinausgegangen (Hilbert'scher Raum, siehe 13.5).

3. Das quantenlogische Quant
- Es zeigt keine diskret isolierten Einzeldaten wie 1. und 2.
- Diskrete Daten sind aus dem Kontext nicht mehr zu trennen.
- Sie sind nur noch aus dem Kontext heraus sinnvoll.

- Die interessierte mathematische Form ist das eigentliche Sein, nicht die durch sie verschränkten Teile (siehe 14.2).

- Die Gemeinsamkeit ist eine Ganzheit geworden,
- eine einzige bleibende funktionale Struktur
- bei variierenden lokalen Auswirkungen.
- Der Sprung ist vollzogen.

Der Inverse Quantensprung findet

- zwischen der Komplementarität und
- dem Quant statt, das klassisch nur durch Verschränkungen fassbar ist.

Zwischen beiden liegt der Sprung von einer in die andere Logik, aus der Additions- in die Ganzheitslogik.

Warum springen Quantensprünge?

- Quantensprünge sind sprunghafte Übergänge des Beobachters von einer in die andere Logik.
- Zwar verbindet der Beobachter beide Logiken.
- Doch sind beide in sich abgeschlossen
- und reichen formal nicht in die jeweils andere Logik hinein
- So verbindet beide kein Kontinuum,
- sondern trennt sie ein Bruch.
- Das führt zu dem sprungartigen Charakter.

- Durch die eingreifende Wirkung der Beobachtung / Messung
- verändert sich die Wirklichkeit sprunghaft in Abhängigkeit
- von der Logik, mit welcher der Beobachter sie betrachtet (113).

- Jede Logik ist
- in einem abgeschlossenen Bereich
- besonders erfolgreich anzuwenden.

► Bei schwachem Wind
- steht der Windsurfer auf einem stabil im Wasser liegenden Brett
- und manipuliert das Segel.

► Bei Starkwind
- hängt der Windsurfer an einem durch den Wind stabil wie ein Flugzeugflügel gehaltenen Segel
- und manipuliert das Brett.

Die Windstärke bestimmt die erfolgreiche „Logik“.

Analog zeigt die Klassische Logik
- in der Technik Stärken und
- in der Medizin Schwächen.

und damit, dass zwischen den
- in der Technik, bzw.
- in der Medizin

erfolgreichen Denkstrukturen ein logischer Bruch liegt.

Beide Logiken sind inkompatible Instrumente.
- Eines aus der Hand zu legen, um ein neues aufzunehmen,
- beinhaltet einen Moment lang einen sprungartigen Bruch.

- Die Möglichkeit der Quantenlogik,
- die aristotelische Logik als Grenzfall aufzunehmen (siehe 15.1),
- dürfte ein Weg aus diesem Dilemma sein.

DER BEGLEITKOMMENTAR

Die Grundfesten der Alten Logik sind verschwunden. Lokalität und Raum haben eine andere Bedeutung bekommen (siehe z.B. 8.1, 14.2.2). Bekommt auch die Zeit eine andere Qualität?

16 Faktische Vergangenheit - interessierte Zukunft

16.1 Faktische Vergangenheit - Virtuelle Zukunft

- Aristoteles wählte als Grundsatz seiner Logik die Lokalität, deren Gewinn er mit dem Ausschluss des Dritten bezahlte, also mit einem Verlust an Interesse.
- Umgekehrt verliert die Quantenlogik an Lokalität, gewinnt aber dafür das Dritte und damit Interesse wieder primär zurück.

Lokalität entsteht in Form eines diskreten, isolierten Fakts aus dem Akt der Trennung (Messung). Ein Akt ist etwas Geschehenes, womit Vergangenheit entsteht.
Interesse tritt in Form eines Kontinuums auf und ist als Tendenz oder - klassisch - eine Wahrscheinlichkeit in die Zukunft gerichtet.

Daraus entstehen zwei Richtungen:

- Die klassische Welt kommt aus der Vergangenheit.
- Sie zeigt deren Spuren als Fakten oder Tatsachen,
- die aus vergangenen Taten oder Akten hervorgehen.
- Sie bringt Wissen, aber nur über die Vergangenheit.

- Die quantenlogische Welt aber weist in die Zukunft.
- Sie zeigt Interessen oder Tendenzen,
- die klassisch als Wahrscheinlichkeiten des Auftretens von Fakten gesehen werden können.
- Sie bringt Wissen über die Möglichkeit oder Potentialität des Künftigen.

Lebewesen entwickeln sich in die Zukunft. Für sie ist das Wissen über die Potentialität des Künftigen essentiell.

Damit muss in biologischen und medizinischen Wissenschaften die Quantenlogik wichtiger als die Klassische sein.

DER BEGLEITKOMMENTAR

Immer deutlicher wird, wie wichtig das Begreifen der Quantenlogik für die Wissenschaften des Lebens, für Medizin und Biologie, ist.

- Die Zukunft war mit dem Dritten ausgespart worden.
- Was aber ist ein Patient ohne Zukunft?

16.2 Faktische und Quantenrealität

Faktizität wurde bisher in der Naturwissenschaft als alleinige Realität betrachtet. Das ist offenkundig ein Fehler.

Realitäten

Die bisher als Realität definierte Welt
wird mit Carl Friedrich von Weizsäcker (114)
als **Faktische oder Klassische Realität** bezeichnet.

Die Realität der Welt
des ungetrennt bleibenden Kontinuums und der Quanten,
die bisher als virtuell bezeichnet wurde und nichtfaktisch ist,
wird hier als **Quantenrealität** bezeichnet.

- Virtuelles als das Nichtfaktische ist nun eine Form der Realität.
- Diese Realität gesellt sich zu der Faktischen Realität,
- die bisher allein als „die“ Realität bezeichnet wurde.

1. Die Faktische Realität

- Ein Fakt wird festgestellt oder gemessen.
- Eine Messung kennt nur diskrete Fakten.

- Sie ist ein **Akt** der Feststellung von Daten aus der Vergangenheit, und sei es nur aus der gerade eben geschehenen („Jetzt ist dies oder das passiert“).

- Eine Messung gibt faktische Sicherheit
- und kreiert bestimmte Zeitpunkte, Zeit-Punkte.
- Auf diese Fakten zu bestimmten Zeitpunkten kann man bauen,
- doch entschwinden sie mit dem Lauf der Zeit in der Vergangenheit.

2. Virtuelle Realität der Quantenwelt

- Die virtuelle Welt ist die der Quanten und Interessen.
- Sie sind (noch) nicht messbar, zeigen aber **Potentialität**.

- Wie ungelebte Gefühle entsprechen sie einem Interesse, einer „Tendenz zu faktischem Leben“ („Dies oder das wird wahrscheinlicher passieren als etwas anderes“).
- Ihre Realität ist in die Zukunft gerichtet.

- Sie ist nicht faktisch
- und ohne Zeitpunkt.

► Faktische Realität, klassisch gesehen:
Etwas ist sicher in der Vergangenheit passiert.

► Faktische Realität, quantenlogisch gesehen:
Ein bestimmtes Interesse war in der Vergangenheit an einem bestimmten Zeitpunkt wirksam.

- Hier werden also nur die virtuellen Interessen C wahrgenommen, welche die Klassische Realität aus A und Nicht-A formen.

► Virtuelle Realität, klassisch gesehen:
Dies oder das wird morgen (faktisch) wahrscheinlicher passieren als etwas anderes.

- Hier werden also nur die Fakten A und Nicht-A als Klassische Effekte der virtuellen Realität C wahrgenommen.

► Virtuelle Realität, quantenlogisch gesehen:
Dies oder das war oder ist heute oder morgen ein Interesse oder eine Tendenz C.

- Solange Interessen ungemessen und damit nicht Fakt sind, greifen sie in die Zukunft.
- Sind sie gemessen, kommen sie als messbare Fakten aus der Vergangenheit.

- Virtuelle Interessen tendieren zu Faktizität
- und damit zu Messbarkeit.

Dieser Vorgang ist der Klassische Quantensprung (siehe 15.1). Folglich besteht quantenlogisch eine stete Tendenz zu Quantensprüngen (siehe 23.2). Das entspricht dem Fluss der Zeit.

18. Satz der Medizinischen Quantenlogik

► Faktische Realität entsteht aus der Vergangenheit.
Das ist die Welt der aristotelischen Logik.
Sie kennt Zeitpunkte.

► Virtuelle Realität ist Tendenz in die Zukunft.
Das ist die Welt der Quanten.
Sie kennt keine Zeit-Punkte,
sondern Interessen.

Schon Aristoteles meinte, dass in seiner Logik der Satz des ausgeschlossenen Dritten möglicherweise bei Aussagen über künftige Ereignisse nicht gelten würde (115).

Beide Realitäten können ineinander quantenspringen. Beim Klassischen Quantensprung springt das Morgen ins Gestern. Dazwischen liegt das Heute, das Jetzt.

- Das Jetzt als die zeitlich eigentliche Realität
- ist doch die am schwierigsten begreifbare Phase (116).
- Ein Grund dafür liegt darin, dass klassisch nur Wirkungen als Wirklichkeit akzeptiert werden.
- Wirk-ungen sind aber Vorgänge,
- also zeitliche Prozesse.

- Also kommen sie bei Wirkungseintritt bereits aus der Vergangenheit.
- Damit ist bei klassischer Sicht alles aus der Vergangenheit begründet,
- das Jetzt als Grenzfall wird nie absolut erreicht.

- Heil-ung ist immer ein Prozess in der und in die Zukunft.
- Die Realität des Heilungsanspruchs einer quantenlogisch begründeten Medizin ist damit wahrscheinlicher als jener einer klassisch-chemischen, faktischen Medizin.

Zeigt sich eine eigentlich quantenlogische Medizin in Studien als nicht ausreichend wirksam, muss streng geprüft werden,
- ob sie nach quantenlogischen Gesetzen angewandt worden ist
- und ob die Studien selbst den quantenlogischen Gesetzen gerecht werden.

Da der Entdecker der Klassischen Homöopathie bereits die Logiken unzulässig vermengte (3) und nach ihm, besonders in der strikt repertorisierenden homöopathischen Schule nach Kent, eher noch mehr klassisch-logische Momente eingeführt wurden, dürfte bei der Klassischen Homöopathie im Gegensatz zur Quantenlogischen Medizin eine quantenlogisch saubere Anwendung eher selten zu erwarten sein.

DER BEGLEITKOMMENTAR

Die quantenlogische Wirklichkeit des Jetzt, das in die Zukunft tendiert alias „interessiert", ruft nach weiterer Erforschung. Sie ist die Wirklichkeit der Krankheit und des Kranken, wie der unvoreingenommene Beobachter unschwer feststellen kann. Klassischlogisch lässt sich diese Wirklichkeit aber nicht wahrnehmen. Zunehmend leuchtet ein, warum die Klassische Medizin gemessen am Anspruch der Heilung so unglaublich häufig versagen muss (13).

16.3 Quantenlogik als das Verlassen der toten Welt

Der Verlust an Faktizität bei quantenlogischen Strukturen wird fürstlich entlohnt. Der Quantenlogiker gewinnt dafür

- Potentialität,
- Gestaltungsimpuls,
- Zukunft,
- Interesse,
- Lebendigkeit.

- Der Quantenzustand ist ein Interesse,
- in Form zu kommen.

Dieses Interesse heißt

- im philosophischen Bereich Causa finalis und Finalität,
- im geistigen Bereich Sinn,
- im mathematischen Bereich Wahrscheinlichkeit,

- in der Physik Impuls,
- im Alltag Zweckorientiertheit.
- im emotionalen Bereich Libido nach C. G. Jung und Lust.

Beachte: Bei C. G. Jung ist Libido der allgemeine Lebensimpuls, nicht ein primär sexueller Trieb wie noch bei Sigmund Freud.

- Im Juristischen wird es mit der Frage „Cui bono“ überdacht:

Wem ist es dienlich, welchen Sinn hat es?

- Damit verlässt die Logik die tote, faktische, vergehende Welt.
- Sie gewinnt Dynamik in die Zukunft.

Aus quantenlogischer Sicht

- ist die interessierte mathematische Form die Welt des eigentlichen Seins,
- sind Fakten nur Residuen, Spuren verwirklichter Interessen.

Der Begriff der Ver-wirklichung hat hier auch seine immanent destruktive Bedeutung der Vorsilbe „Ver-„ als „Hinausführen über“ (26):

- In der Verwirklichung wird
- faktische Wirklichkeit gestaltet
- und damit in einem Quantensprung über die quantische Wirklichkeit hinausgeführt.
- Sie wird Fakt, wird tat-sächlich,
- und gerät doch eben dadurch in den Sog der Vergangenheit,
- in die Welt des Sterbens und des Todes.

► Der quantenlogische „Sinn“ ist
► der klassisch-logischen „Ursache“ überlegen.

- a. Klassisch begründet kommen Teilnehmer zu einem Kurs, weil beispielsweise die Bahn sie dorthin gebracht hat (Ursache).

- b. Quantenlogisch kommen sie, weil sie etwas lernen wollen (Sinn, Ziel).
- Fiele die Ursache (a) aus, so bliebe doch der Sinn (b) bestehen. Man wählte nämlich gegebenenfalls ein anderes Verkehrsmittel.
- Entfiele dagegen der Sinn (b), entzöge das auch der Ursache (a) ihren Grund. Die Teilnehmer führen nicht hin, weder mit der Bahn noch mit einem anderen Verkehrsmittel.

DER BEGLEITKOMMENTAR

Quantenlogik, ursprünglich scheinbar nur den kleinsten Teilchen vorbehalten, bestimmt also immanent längst unseren Alltag. Mit dem Verlassen des kleinsten Mikrokosmos zeigt sie Gesetze unserer alltäglichen Welt. Quanten sind hier voneinander verschieden und unterliegen einer klaren, hierarchischen Ordnung.

17. Hierarchie

17.1 Ganzes und Ganzheiten, quantenlogische Hierarchie

- Die Welt der Quantenlogik unterscheidet sich
- von jener der Quantentheorie.

Die Medizinische Quantenlogik ist reicher, umfangreicher in der Verschiedenheit der Quanten als die Quantentheorie. Sie lässt vermuten, dass die Physik bisher möglicherweise nur einen kleinen Teil dessen entdeckt hat, was sich an quantischen Strukturen im Universum noch finden lassen dürfte (117).

- Die Welt der Quantenlogik besteht
- aus verschiedenartigsten Quanten
- und einem einzigen Ganzen.

- Definitionsgemäß umfasst nur das eine Ganze alles.
- Alle Quanten sind ihm untergeordnet.
- Sie sind durch ihren jeweiligen Kontext definiert
- und nur in ihm funktional und relativ abgeschlossen.

- Die messbare, feststellbare Wirkung dieses Kontextes ist eine abstrakte, mathematische Form.
- Verschiedene mathematische Formen lassen verschiedene Quanten differenzieren.

Der Kontext „Haus" besteht unter anderem aus
- Haustüre, Wänden, Fenstern und Dach
- als untergeordneten Zusammenhängen.

Diese sind durch mangelnden Kontext aristotelisch gut zu trennen. Ein Fenster lässt sich leicht als Teil aus dem Haus isolieren. Architekten benutzen deshalb die Klassische Logik.

Patienten zeigen andere Kontexte. Eine Frau (Beispiel 11) leidet beispielsweise an (18)
- Lampenfieber und Blackout, wenn sie vor anderen spricht,
- Durchfall, wenn sie aufregende Nachrichten erhält,
- äußerlichem Zittern kombiniert mit reichlichem Urinieren,
- krampfartigen Magenschmerzen, die sich erstaunlicherweise bessern, wenn sie fährt,
- einem nagenden Schmerz oben im Bauch dort, wo der Dickdarm quer verläuft,
- Unterarmkrämpfen während des Schreibens,
- einer geistigen Stumpfheit, sodass sie nicht über einen längeren Zeitraum hinweg nachdenken kann
- und bei einer Geburt an dem Gefühl, dass bei jeder Wehe der Fötus aufsteige.

- An welchem Teil ist diese Frau eigentlich krank?
- Aristotelische Teile sind hier kaum sinnvoll zu isolieren.

Und doch muss sie als klassisch-chemische Patientin muss sie wegen jeder einzelnen Beschwerde spezielle Fachärzte konsultieren, den Hausarzt, den Gastroenterologen, Neurologen, Psychiater, Urologen und Gynäkologen, die als klassisch geschulte Ärzte wie Architekten die Klassische Logik benutzen.

Mit diesem Denken aber können sie diese Frau gar nicht behandeln, sondern nur Teile von ihr – und sie daher auch nicht heilen, wie quantenlogisch leicht einzusehen ist. Nur Einzelteile wie den Dickdarm können sie versuchen, durch Gaben von Chemikalien an dem von ihm offenkundig intendierten, krankhaften Verhalten zu hindern, täglich aufs Neue und schon damit logischerweise nicht kausal.

Bitte: Wo sonst in der Wissenschaft würde man so unglaublich mühevoll unlogisch und unökonomisch vorgehen?

- All diese Fachärzte arbeiten strikt auf ihr Gebiet beschränkt.
- Aristotelisch geprägt finden sie kaum einen Zusammenhang,
- aber Unmengen scheinbar isolierter Einzeldaten.

- Dennoch ist diese Frau ein lebendiger Zusammenhang,
- ein aristotelisch als das Dritte übersehener Kontext.

- Wer lebendige Kontexte behandelt,
- ob Mediziner oder Biologe,
- sollte deshalb im Gegensatz zu Architekten
- eine Quantenlogik anwenden.

- Dann kann er in all den fließenden Prozessen eine primäre mathematische Form identifizieren, anstatt sich in vielfältigsten, sekundären Einzelformen mühselig zu verlieren.

Für den Quantenlogischen Mediziner ist es bei der dargestellten Patientin (Beispiel 11) nicht schwierig, den Kontext zu erkennen. Er identifiziert die mathematische Form von GELSEMIUM (18).

In komplementärer Darstellung sieht die Kurzform der mathematischen Form von GELSEMIUM so aus:
A: Diskret isolierte, faktische Ereignisse,
Anti-A: deren Einfließen in den Gesamtprozess.

Die mathematische Form von GELSEMIUM kann als Störung der Funktion beschrieben werden,
- diskrete Fakten (siehe 6.3.4)
- in den Gesamtprozess ungetrennt fließend zu integrieren.

Das lässt sich hier nur anreißen:

Dem mathematisch formenden Interesse des fließenden Prozesses,
- der fließend frei gehaltenen Rede,
- des Durchfalls als beschleunigtem Prozess,
- des reichlichen Urinierens als vermehrt fließendem Prozess,
- des Fahrens als raschem Prozess
- dem gleichförmigen Verdauungsprozess im Dickdarm
- dem Schreiben als kontinuierlichem Prozess
- dem Denken als Denkprozess
- dem Geburtsprozess

finden sich formende Interessen diskreter Stockung gegenüber, wie
- ein Ausstieg aus dem fließenden Reden und Denken durch Blackout,
- eine durch emotionale Erregung behinderte Nachrichtenverarbeitung statt eines kontinuierlich fließenden Datenvorgangs,
- äußerlichem Zittern statt fließender Bewegung,

- krampfartigen Magenschmerzen statt fließender Verdauung,
- Nagen im Sinne des Destruktiven am Dickdarm als einem schlauchartigen Gebilde, das einen fortlaufenden Prozess ermöglichen soll,
- Unterarmkrämpfen statt fließender Schreibbewegung,
- Stumpfheit statt fließendem Denken,
- einem Fötus, der auf- statt absteigt.

Die Begriffe: Aufregend, zitternd, krampfend, nagend, versumpfend, verschließend, entgegengesetzt bewegend,

- sind relativ noch diskreter
- und damit aristotelischer
- gegenüber dem einen relativ quantenlogischeren,
- weil übergeordnet funktional zusammenfassenderen:

Stockung des funktionalen Fließens.

Die mathematische Form GELSEMIUM spielt hier erkennbar

- die Übergeordnete Funktion
- aller acht zufällig ausgewählten,
- dem GELSEMIUM untergeordneten, funktionalen Formen.

- Das zeigt sich auch darin, dass solche Störungen sämtlich durch die homöopathische Gabe von GELSEMIUM ohne eine jede zusätzliche lokale Medizin behoben werden.
- Außerdem berichten Patienten in einem solchen Fall,
- dass sie sich allgemein „deutlich stabiler“ oder
- beispielsweise allgemein „unglaublich wohl“ gefühlt haben (118),
- was sie bei anderen Therapieversuchen nicht vermelden konnten.

Die übergeordnete mathematische Form GELSEMIUM beinhaltet folglich

- außer den untergeordneten Formen
- noch den Zusammenhang des Menschen, seinen Kontext.

Präziser:

- Sie ist primär der übergeordnete Kontext
- und sekundär deshalb auch der Kontext dieser untergeordneter Strukturen (und vieler anderer, die diesen Menschen ausmachen).

- Deshalb beeinflusst sie seinen Kontext in die Zukunft hinein, anders ausgedrückt:
- Deshalb stellen sich Funktionen ein, die der Patient als Heilung empfindet.

Die mathematische Form „GELSEMIUM“ ist in einem solchen Fall

- der Kontext der anderen Kontexte,
- die Ganzheit der anderen Ganzheiten
- und damit das übergeordnete Quant.

Der Kontext aller Kontexte ist

- das eine Ganze,
- das Höchste in der sich hier darstellenden Hierarchie,
- das alles Umfassende, das sich
- überall (räumlich) und
- immer (zeitlich) zeigt.

Das Unterste in dieser Hierarchie ist der Punkt, der sich

- im kleinsten räumlichen (keine Ausdehnung) und
- kleinsten zeitlichen Bereich (Zeit-Punkt) zeigt.

Beide Extreme sind wissenschaftlich nicht exakt fassbar (siehe 4.).

- Zwischen beiden Extremen entfaltet sich eine Hierarchie,
- die pyramidenartig gesehen werden kann.
- Je höher, umso funktional umfassender ist ein Quant.

Jedes Quant definiert ein Kontinuum, eine funktionale Einheit.
- Es wird meist auch nach dieser Funktion benannt
- und durch sie begriffen.

Oder im Umkehrschluss:
- Es gibt in jedem Funktionsbereich ein höchstes Quant,
- das sich dort in allen funktionalen Äußerungen zeigt.
- Folglich definiert es dort funktional alles.

Quantenlogischer:
- Es ist dort alle Funktionen.

19. Satz der Medizinischen Quantenlogik

Quanten zeigen quantenlogisch eine funktionale Hierarchie.

Es gibt in jedem Funktionsbereich ein einziges höchstes Quant.

Das ist jenes Quant,
1. das sich dort,
2. aber in keinem höheren Quant
durchgehend in allen funktionalen Äußerungen nachweisen lässt.

Für die Medizin ist diese Feststellung essentiell.
- Nur Näherung an das höchste Quant des Kranken
- bedeutet damit auch eine Näherung an Heilung (siehe 7.3.4).

DER BEGLEITKOMMENTAR

Diese hierarchische Ordnung ökonomisiert. Das tritt noch deutlicher darin zutage, dass höhere Quanten niedrigere formen.

17.2 Übergeordnete Funktion

- Das übergeordnete Quant
- ist durch die Veränderung untergeordneter Quanten
- nicht definitiv zu verändern,
- sondern nur passager zurückzudrängen.

Dies wurde bereits als Phänomen der „Verdrängung" dargelegt (siehe 14.4.10).

> 20. Satz der Medizinischen Quantenlogik
>
> **In der Hierarchie der Quanten zeigen sich**
> - **über- und untergeordnete Funktionen**
> - **im Sinne einer unidirektionalen Bestimmtheit**
> - **von oben nach unten.**

Diese einseitige Betonung einer Richtung ist ungewöhnlich für den logischen Quantenbereich, eher typisch für die Chaostheorie und daher noch weiter abzuklären.

> - Heilverfahren, die nur untergeordnete Quanten ansprechen,
> - reichen quantenlogischerweise für eine Heilung nicht aus.
> - Sie können nur vordergründige Erscheinungen zurückdrängen und zeitweise blockieren.
> - Die eigentliche Krankheit aber wird nicht erreicht,
> - da sie einem höheren Quant gehorcht,
> - das die Krankheit immer wieder funktional ernährt.
> - Hier liegt die Ursache quantenlogisch hierarchisch höher.

Das wirkt wie ein Fluch sowohl in
- der klassisch-logischen, chemischen Medizin
- als auch in einer quantenlogisch unzulänglich entwickelten homöopathischen Medizin

und ist doch nur eine Frage des logisch richtigen Ansatzes.

Dabei sind einfache Parameter für das höchste Quant des Patienten durchaus fassbar. Der Patient beschreibt sie mit Begriffen wie

- Wohlbefinden,
- Stabilität,
- innere Freude.

Es ist nicht verwunderlich, dass diese Parameter

- klassisch-chemisch nicht definiert
- und – da sie als nur psychisch (Antrieb) gesehen werden – im besten Fall gedopt werden können.

- Andererseits scheinen sie so wichtig zu sein,
- dass eine ganze Industrie sich auf die Nachfrage nach „Wellness" stützt.
- Eine quantenlogisch perfekte Medizin
- muss im Effekt den höchsten Wellness-Grad bieten.

Hier zeigt sich auch, dass psychische Beschwerden angesichts der quantenlogischen Erwägungen offenkundig

- nicht einen Hintergrund darstellen, sondern
- selbst bereits ein Abbild der mathematischen Funktion sind,
- gar nicht anders als körperliche,
- nur ein anderer Wahrnehmungsansatz.

In dieser quantenlogisch-ganzheitlichen Sichtweise sind beide – körperliche wie psychische Symptome – äquivalente Erscheinungsformen des eigentlichen Seins, der funktionalen Struktur oder Quantenrealität. Psychische Ausdrücke wie beispielsweise Gefühle sind damit ebenso wie die Wahrnehmung körperlicher Vorgänge nur eine bestimmte Art des Spürens des einen mathematischen Seins, des „funktionalen Raumes", wie Farbe und Form.

Die strikte Trennung beider verliert damit ihren Sinn.

- Psychische Symptome sind körperlichen gleichgestellt
- Psychisch Symptome einem unfassbaren, spekulativen, imaginären Raum zuzuordnen, nimmt die Sicht auf eine wesentliche Seite der Physik des Menschen und macht die Medizin somit einäugig.

DER BEGLEITKOMMENTAR

Für einen Mediziner sind diese Feststellungen nicht nur grundsätzlich, sondern auch wohltuend. Vielfältige Beobach-tungen, die er bei Anwendung der Klassischen Logik in die Schublade der Psychologen schieben musste, haben nun auch bei ihm ein Zuhause.

Nun endlich kann er die unhaltbare Zwittersituation,

- als Klassischer Mediziner einen Patienten nur als eine Summe von Teilen wie ein chemisches Uhrwerk behandeln zu können,
- als Arzt jedoch vom Menschen als einem einzigen Ganzen gefordert zu sein,
- nicht mehr nur durch mitmenschliche,
- sondern auch auf wissenschaftliche Weise beenden.

G. Die heimliche Rückkehr der Teilung

18. Quantelung

18.1 Quant als punktlose, interessierte Form

- Die Logik des Aristoteles
- mit ihren klaren, absoluten Teilen ist verlassen.
- Dem Verlassen des klassischen Ortes als totem Punkt (siehe 9. ff.)
- folgte das Verlassen des toten Zeit-Punktes (siehe 16.2).

- Daraus ist nicht, wie ein Klassischer Logiker vermuten dürfte,
- ein Chaos entstanden.

- Das Punktuelle wird durch ein Kontinuum ersetzt,
- das Grundelement Quant.
- Als mathematische Form gestaltet es A und Anti-A
- und zeigt dabei einen Impuls zu Gestaltung, also ein Interesse,
- das wir sonst nur dem Lebendigen zuschreiben.

Das erinnert an das überlieferte Denkmodell des Pythagoras, in dem Zahlen das Wesen der Dinge ausmachen (27). Von dort ist es nicht weit zu einer quasi lebendigen Mathematik.

21. Satz der Medizinischen Quantenlogik

- **Eine wie lebendige,**
- **interessierte,**
- **nichtlokale,**
- **abstrakte mathematische Form**
  webt die quantenlogisch wahrgenommene Realität.

- In dieser von der Aristotelischen Logik weitgehend distanzierten Quantenlogik hat sich das ursprünglich Dritte sehr breit gemacht.
- Die diskrete Teilung bis herunter zum Punkt, die das Dritte ausmerzen sollte, ist nun in jedem Fall obsolet.
- Und die ursprünglich diskreten Teile selbst sind nur noch Folge des Gestaltungsimpulses des Dritten und damit nicht mehr diskret, sondern über das Dritte miteinander verwoben.

So bleiben keine absolute Teilung und keine absoluten Teile.

- Diese Reduktion von Teilungsschritten und Teilen passt gut zu einer Ganzheitslogik.
- Schließlich sind Teil und Ganzes polare Gegensätze (siehe 4.2).

Man könnte nun meinen, der Vorgang der Teilung sei an sich aus der Quantenlogik ausgeschlossen. Das ist aber ganz und gar nicht so.

- Quant heißt wörtlich definierte, abgemessene Teilmenge
- und beinhaltet damit schon als Begriff das Teil.

Fordert das Quant demnach die Aristotelische Logik der Teilung? Das muss überlegt werden.

► Zwar ist die aristotelische Logik die Logik der Teilung.
► Doch ist eine aristotelische Trennung, das heißt eine in Bezug auf Fakten, in der Quantenrealität grundsätzlich obsolet, da sie einen Quantensprung (siehe 15.1) mit dem Verlust der Information des Quants nach sich zöge. Hier sollen Zusammenhänge in Zusammenhänge und nicht etwa in Fakten getrennt werden.

DER BEGLEITKOMMENTAR

- Diskrete Fakten sind der Tod des Quants,
- sind sie doch quantenlogisch ein totes Quant.
- Also gilt es zu teilen, ohne (!) in diskrete Fakten zu überführen.

18.2 Quantelung als Teilung ohne Punkte

22. Satz der Medizinischen Quantenlogik

Quantelung

- **nennt man eine Teilung funktional definierter Kontinua (quantenlogischer Quanten),**
- **ohne sie in diskrete, isolierte Fakten zu überführen,**
- das heißt ohne Klassischen Quantensprung.

Da ein funktional als mathematische Form definiertes Kontinuum quantenlogisch ein Quant ist (siehe 14.4.10, 14.5),
ist Quantelung folglich quantenlogisch
- die Unterteilung eines Quants
- in kleinere Quanten.

- Es ist die Vorgehensweise der
- Teilung unter strikter Umgehung der Faktizität (siehe 16.1),
- im Grunde also eine Betrachtungsweise,
- die zur Feststellung der Quantelung führt.

Physikalisch wurden gequantelte Objekte erstmals 1899 von Max Planck entdeckt,
- in einem Energiekontinuum, nämlich dem Licht,
- das unerwartet die Qualität von Energiebereichsteilen zeigte (119).

Max Planck stellte keine neuartigen Experimente an. Er suchte lediglich nach einer Betrachtungsweise (einem Theorem), bestimmte Experimentalergebnisse des Lichts besser zu erklären.

- Die Energieemission ließ sich am besten beschreiben
- in der Quantität eines bestimmten Vielfachen oder der Null.

Zwischenstufen waren nicht anzutreffen.

Das aber waren die Eigenschaften von Teilchen, obwohl es sich doch um Lichtwellen handelte. Also war hier ein Objekt
- mit sowohl Teilchen- als auch Wellequalität zu postulieren,
- was sich klassisch-logisch ausschloss,
- und damit ein Objekt aus A und Anti-A, ein Quant.

Licht war damit das erste Kontinuum, das Quantelung zeigte.

Aus dieser Quantelung folgte die historische oder physikalische Definition des Quants.

Historische, physikalische Definition des Quants

- Bereiche eines Lichtkontinuums,
- die Teilequalität zeigten,
- weil sie nur in einer bestimmten Quantität oder einem Vielfachen davon auftreten,
- nannte Max Planck Quanten (59).

Albert Einstein übertrug dies generell auf Energiekontinua (94).

DER BEGLEITKOMMENTAR

Um die Hierarchie der Quantenwelt zu definieren und uns nicht mit dem einen, unteilbaren Ganzen allein abfinden zu müssen, haben wir Quanten geteilt, gequantelt. Kein Vorteil ohne Nachteil: Was bezahlen wir für diese Möglichkeit, Quanten zu teilen?

18.3 Quantelung und Interessenverlust

Kommt es bei der Quantelung auch nicht zu Faktizität, also zu punktuellen, diskreten Einheiten, so entsteht doch quantenlogisch eine Minderung der funktionalen Distanz und folglich des Interesses innerhalb der nun funktional kleineren Quanten.

- Eine Schaffung kleinerer Einheiten durch Teilung
- bedeutet Verkleinerung der einzelnen Einheit.

Verkleinerung heißt Minderung der Ausdehnung, hier der funktionalen Ausdehnung wie bei der Definition des Punktes nach Euklid (19) (siehe 4.2).

Damit geht Interesse verloren. Im Gegenzug lassen sich nun, wenn schon nicht Punkte, so doch wenigstens Bereiche von Kontinua lokalisieren an Stelle eines überhaupt nicht lokalisierbaren, weil ubiquitären Ganzen.

Ortsbestimmung als Gewinn lokaler Information
wird auch bei der Quantelung mit einem Verlust
- an Interesse
- alias Gestaltungsimpuls

bezahlt, entsprechend der Unschärferelation.

Das bedeutet quantenlogischerweise, dass die
- Wahrscheinlichkeit an Gestaltung der mathematischen Form
- umso geringer ist,
- je geringer deren funktionale Ausdehnung ist,
- also je punktueller ihr funktionaler Ort bestimmt ist.

DER BEGLEITKOMMENTAR

Wie beim Quantensprung müssten wir auch diesen Prozess umkehren können. Das entspricht einem Grundgesetz der Mathematik, das sich in deren Gleichheitszeichen (=) darstellt und dem Symmetriegesetz der Physik (101) entspricht.

19. Potenzierung und Interessenmehrung

Soll es nicht langfristig zu einem annähernd völligen Verlust von Interesse kommen, muss es einen gegenläufigen Prozess geben.

Dem Gegenüber der Quantelung entspricht eine Vermehrung
- der funktionalen Distanzierung
- oder des Interesses.

- Mit der Mehrung an Interesse entsteht
- ein Mehr an Gestaltungsimpuls,
- dem quantenlogischen Grundelement.

- Das bedeutet logischerweise
- eine höhere Wahrscheinlichkeit
- an Gestaltung der mathematischen Form.
- Die Gestaltung wird potentieller, die Potenz zu ihr erhöht.

23. Satz der Medizinischen Quantenlogik

Die Potenzierung ist die Umkehr der Quantelung
und damit eine Vereinigung von Quanten
zu größeren, zusammenhängenderen Quanten.

Sie bedeutet
- eine Zunahme an Zusammenhang oder Kontext alias
- eine Zunahme der funktionalen Ausdehnung eines Quants,
- damit eine Erhöhung des Interesses,
- des Gestaltungsimpulses der mathematischen Form.

Man könnte sie auch eine „Interessierung“ nennen.

Das hier wirksame Interesse beschreiben Patienten in der Regel als
- „Power“,
- „Dynamik“,
- „Antrieb“,
- „Lebendigkeit“.

- Potenzierung und Quantelung
bedingen sich komplementär,
- wie Geburt und Tod.

- Mit der Trennung aus dem Kontinuum
- geschieht nicht nur Definition,
- sondern auch Quantelung aus dem einen Ganzen heraus.

Die Namensgebung als Trennung aus dem namenlosen Kontinuum findet im „Alten Testament" Beachtung (107).

- Damit ist sie auch Voraussetzung für einen Interessenverlust
- und in der Fortsetzung für den Tod.
- Tod als Gegenüber dieses Aktes
- ist quantenlogisch wie eine Aufhebung des Namens
- und damit eine Potenzierung.

Die kleine Ganzheit geht wieder über in das eine Ganze.

Dies ist ein interessanter Aspekt
für die Herstellung quantenlogischer Arzneien.

DER BEGLEITKOMMENTAR

Quanten sind also in verschiedenem Ausmaß potenziert.
Wie lassen sich diese gegeneinander definieren?
Hat die Medizin bereits Ansätze dazu entwickelt?
Quantenlogische oder aristotelische?

H. Die Definition eines bestimmten Quants in der Medizin

20. Die Definition des Interesses

- Ein Quant ist folglich definiert durch ein bestimmtes Interesse,
- seine Potentialität oder
- definierte Wahrscheinlichkeit einer Gestaltung oder Formung.

Sie lässt sich klassisch, aber auch quantenlogisch definieren.

20.1 Klassische Definition des Interesses

Die klassische Definition muss sich der Begriffe und Instrumente der Klassischen Logik bedienen.

- Klassische Logik beruht auf Fakten (siehe 16.1 f.),
- die aus Akten der Vergangenheit hervorgehen (Tat-Sachen).

Die einzige dem Autor bekannte auf Fakten basierende Definition des Interesses einer Arznei findet sich bei Samuel Hahnemann (120).

Samuel Hahnemann bestimmt,
ohne es allerdings so oder in irgendeiner Weise zu begründen,

- die Distanzierung,
- aus der das Interesse einer Arznei hervorgeht,
- auf klassische Weise, also faktisch.

- Da die Herstellung des Interesses
- durch Teilung eines Kontinuums geschieht,
- zählt er die Teilungsschritte als Akte.
- Die Teilungsschritte gibt er als Reziprokwert an,

- zum Beispiel 1/100.
- Diesem Wert setzt er die Ausgangsmenge in Form einer römischen Zahl voran,
- beispielsweise C 1/100,
- wobei C hundert, D zehn Gewichtseinheiten bedeuten.

- Diese Menge C oder D ist quantenlogisch
- bei gleichartigem Teilungsverfahren
- für die Potenzierung irrelevant,
- also kein sinnvoller Parameter.
- Nur die Teilungsschritte sind quantenlogisch relevant.

Ärzte, die exakt quantenlogisch arbeiten, berichten denn auch, dass sie zwischen der Wirkung von C 30 und D 30 kaum einen Unterschied feststellen können. Das ist eine der vielen Bestätigungen dieser Quantenlogik.

Die klassisch-chemische Medizin muss entsprechend ihrem Paradigma ein Interesse in ihrer Arznei negieren und betrachtet ihre Arzneien nur aristotelisch. Also kennt und definiert sie dieses Interesse nicht.

DER BEGLEITKOMMENTAR

Die klassische Definition des Interesses einer Arznei nach Samuel Hahnemann gibt klassische Sicherheit, kann aber analog zur Komplementarität (siehe 13.4) wegen der Beschränkung auf klassische Daten nicht das Interesse selbst definieren, nur dessen faktische Ausgangsdaten.

20.2 Quantenlogische Definition des Interesses

- Quantenlogik ist auf die Zukunft hin gerichtet (siehe 16.1).
- Klassisch definiert sie die Zukunft über den Parameter der Wahrscheinlichkeit.

Aber die Wahrscheinlichkeit welchen Auftretens soll in der Medizin gemessen werden?
Die des Auftretens neuer Symptome?

- Das leistet die klassisch-chemische Medizin bis zur Perfektion,
- zum Beispiel, dass zu 3.9 % in den nächsten 14 Monaten ein erneutes Eierstockkarzinom auftreten wird.

Und doch – es sind erneut nur Fakten!
- Faktenvorhersage aber ist keine konkrete Tendenz- oder Interessenfeststellung,
- sondern nur die deren möglicher aristotelischer Auswirkung.

- Stellt man doch ausschließlich fest,
- welche Fakten wahrscheinlich
- bei Messung alias quantensprungartiger Feststellung nachträglich angetroffen würden,
- wenn man aus dem Übermorgen
- in das dann Vergangene, das heutige Morgen, schaute.
- Doch sagt dies so wenig über das Quant selbst
- wie die Feststellung der Komplementarität.

Tatsache ist also,
dass die Medizin keine strikt quantenlogischen Ansätze kennt,
weshalb Carl Friedrich von Weizsäcker richtig zu Änderung aufruft (4).

Quantenlogische Ansätze sind in die Zukunft gerichtet. In der Medizin kennt lediglich die Psychologie die Causa finalis des Aristoteles. Dort lautet die Fragestellung: Wofür hast Du dieses Symptom? Zu welchem Ziel? Mit welchem Sinn?

- Psychisch wird dem Menschen folglich ein Ziel zugetraut.
- Körperlich aber gilt er in der Klassischen Medizin als ein Zufallsprodukt.

- Hier hat sich die alte Trennung des Abendlandes
- zwischen Körper und Geist
- paradigmatisch in der Wissenschaft durchgesetzt.

- Der Körper wird zu einer Art zufälliger „Maschine" degradiert,
- dem Geist unterlegen
- und von diesem getrennt wie A und Nicht-A.

Auch die heutige so genannte Klassische Homöopathie ist in diese Falle gegangen (3), nur einer der wesentlichen Unterschiede zur Quantenlogischen Medizin.

- Um das Interesse quantenlogisch zu definieren,
- gilt es zunächst zu bestimmen, wem es dient.
- Sonst fehlt ein messbarer Parameter.

Das Ziel des Interesses aber ist längst bekannt.
- Es gilt dem „in Form" Kommen
- der mathematischen Form (siehe 16.3, 18.1).

Auch sie ist in der Medizin bisher nicht quantenlogisch definiert.

DER BEGLEITKOMMENTAR

Das Interesse kann (quanten-) logischerweise nur gelingen, wenn bestimmt wird, woran Interesse besteht.

21. Definition der mathematischen Form

21.1 Klassische Definition der mathematischen Form

Die Klassisch-chemische Medizin

- hat zur mathematischen Form keine Vorstellung entwickelt,
- da diese außerhalb ihres Theorems liegt.

Die Klassisch-homöopathische Medizin

- definiert die mathematische Form durchaus,
- doch geht sie hier wiederum nur klassisch
- und damit faktisch vor.

- Die Klassische Homöopathie
- definiert die mathematische Form
- durch den Ausgangsstoff,
- aus dem die Form gewonnen wurde,
- zum Beispiel das Natriumchlorid.

Auch hier wird also

- keine quantenlogische Bestimmung aus der Zukunft vorgenommen (Sinn- oder Zielbestimmung),
- sondern aus dem (vergangenen) Faktum der Herstellung.

DER BEGLEITKOMMENTAR

Auch hier ist die klassisch-logische Definition möglich und heute sicher noch für die Praxis geeignet. Quantenlogische Objekte sind jedoch nur hilfsweise und nur im Übergang klassisch zu definieren, das zeigte bereits die Komplementarität. Je klarer quantenlogische Strukturen von Arzneien erarbeitet werden, umso exakter werden sie über ihr Interesse abstrakt und damit quantenlogisch konkret definiert werden, ein unumgänglicher Schritt zu einer höheren Therapiesicherheit.

21.2 Quantenlogische Definition der mathematischen Form

Eine quantenlogische Definition der mathematischen Form ist grundsätzlich möglich.

- Dazu werden alle Fakten aus dem Bereich,
- in dem das Quant vermutet wird, gesammelt.
- Das können zum Beispiel alle Daten eines Patienten sein.

- Diese Daten werden auf komplementäre Paare hin untersucht.
- Jede dieser Komplementaritäten wird abstrakt beschrieben.

- Dann wird die all diesen Komplementaritäten
- gemeinsame Komplementarität gesucht (siehe 14.2),
- als ein spezifisches A und Anti-A,
- eine spezifische Komplementarität des gesuchten Quants.

- Das spezifische Quant kann durch sie identifiziert werden,
- doch nur aristotelisch, in seinen komplementären Eckdaten.

- Wirklich quantenlogische Medizin muss noch weiter gehen.
- Sie sucht das zwischen und in A und Anti-A wirksame Interesse selbst exakt funktional zu beschreiben.

- Sie untersucht jede der Komplementaritäten
- auf die eine in ihnen wirksame mathematische Form(el),
- eine damit nicht mehr komplementäre Abstraktion.

- Aus all diesen Abstraktionen
- wird eine exakte, gemeinsame Abstraktion herausgearbeitet,
- die eine, die Formen verbindende Form,
- wie ein hintergründiges Naturgesetz in der Physik.

Diese Abstraktion führt zu einer wie mathematisch klaren Struktur, die sich
- logisch mit Causa finalis,
- philosophisch mit Sinn,
- medizinisch mit mathematischer Form

exakt beschreiben lässt.

Nur Statistiken, welche diese Form- oder Strukturdefinition beachten, werden quantenlogischen Objekten der Medizin gerecht werden.

- Die klassische Wahrscheinlichkeit des Auftretens
- dieser abstrakten Form (!)
- im untersuchten funktionalen Bereich oder Quant
- zeigt die quantenlogische „Menge"
- ihres Interesses in diesem Bereich an,
- dessen Intensität.

- Es wird nicht verwundern, dass eine Klassische Homöopathie,
- die von ihrer quantenlogischen Struktur nichts weiß
- und daher vielfach fälschlich auf klassisch-logische Weise
- mit ihren eigentlich quantenlogischen Objekten umgeht,
- die sie dann auch nur diskret an klassisch-logischen Parametern wie faktischen Einzelsymptomen misst,
- statistisch nicht gerade stolze Erfolge zeigt.

DER BEGLEITKOMMENTAR

- Die Schwierigkeit wird unübersehbar,
- die sich die Klassische Medizin angetan hat,
- indem sie den Menschen nur als Summe und faktisch begreift
- und ihn damit seiner Heilung ohne direkten Einfluss überlässt.

- Heil - ung
- im Sinne von Ganz - ung
- als ein Mehr als die Summe
- ist dann logischerweise auch sekundär.
- Das erinnert an die Freud'sche Analyse,
- die den Patienten auch ana - lysierte
- und ihn dann zerstückelt der Heilung der Natur überließ,
- auf die sie keinen Einfluss zu nehmen wusste.

- Das wird noch deutlicher, wenn man beachtet,
- dass Gesetze wie Objekte der Klassischen Logik
- in der Quantenlogik generell ihre Gültigkeit verlieren.

I. Was bleibt von der Klassischen in der Quantenlogik?

Die punktuellen, diskreten Daten der Klassischen Teilelogik sind in der Quantenlogik sekundär und nicht bleibend.

Zwei neue Parameter hingegen sind bleibend:
- Die mathematische Form und
- das Interesse.

- Zusammen bilden beide ein Quant (siehe 14.5),
- das ein Kontinuum ist
- und in die Zukunft tendiert.

Ein solches Objekt,

- das weder örtlich noch zeitlich strikt lokalisiert werden kann
- und ein Interesse mit Potentialität darstellt,
- ist klassisch-aristotelisch nicht denkbar.

Eine neue Logik formt nicht notwendig viele neue Begriffe.
Sie gießt eher bekannte Begriffe in neue Formen (8).

▶ Was den Klassikern so essentiell erschien, wird nun gegebenenfalls bis zu dessen Ausschluss vernachlässigt.
▶ Was die Klassiker hingegen ausgeschlossen haben, wird nun auf den Thron gehoben.

DER BEGLEITKOMMENTAR

Wie verhalten sich die Klassischen Gesetze dem gegenüber?
Ein Rückblick auf die aristotelischen Gesetze zeigt, dass ihre alte Form in der Quantenlogik nicht mehr gelten kann.

22. Quantenlogische Gesetze kippen Klassische

Die Gesetze der aristotelischen Logik kippen an einer Schlüsselstelle in die der Quantenlogik. Sie liegt genau dort, wo das ehedem Dritte den Teilen A und NICHT-A die Rolle des bleibenden Seins abgenommen hat.

Diese Schlüsselstelle prägt beide Logiken durchgehend.

▶ In der Klassischen Logik erhielten die Teile A und Nicht-A die Rolle des bleibenden Seins zu Lasten des Dritten.

- Das Dritte wurde primär ausgeschlossen
- und erschien erst sekundär als Wechselwirkung.

► In der Quantenlogik beansprucht das Dritte diese Rolle zu Lasten der Teile.

- Sie werden nun primär ausgeschlossen
- und erscheinen sekundär
- geformt durch die mathematische, interessierte Form, das Quant.

DER BEGLEITKOMMENTAR

Die klassischen Gesetze, die nicht nur strikt auf dem Ausschluss des Dritten basieren, sondern in ihm ihr wesentliches Ziel haben, können so in der Quantenlogik nicht weiter gelten. Die aus der Klassischen Logik hervorgehende logische Struktur für Definitionen an sich bleibt aber vielfach erhalten. Denn auch das Quant will definiert werden.

22.1 Quant ersetzt Teil

24. Satz der Medizinischen Quantenlogik

In den Gesetzen der Quantenlogik ersetzt grundsätzlich
- **das Quant**
- **das Teil**

der Klassischen Logik.

Es ist die neue „Substanz" (33),
indem es sich selbst trägt,
in sich selbst begründet ist (121).

22.2 Neue Identitätsgesetze

Der Satz der Identität gilt absolut nur für das eine Ganze. Quanten als Ganzheiten zeigen eine diesem einen Ganzen nur maximal angenäherte Identität.

25. Satz der Medizinischen Quantenlogik

Das Quant ist innerhalb seines Funktionsbereichs am wenigsten abhängig von Raum und Zeit.
(Satz der Erhaltung oder Identität des Quants).

Weil es annähernd nichtlokal und maximal zeitlich bleibend ist, ist es annähernd überall und immer mit sich selbst identisch.

26. Satz der Medizinischen Quantenlogik

Die Identität von Teilen oder Fakten bleibt in der Quantenlogik nicht erhalten.

Teile sind nicht unabhängig von Raum und Zeit.
Sie sind nicht überall und immer mit sich selbst identisch.
Sie sind nicht bleibend.
Sie bleiben nicht erhalten.

In der Formelsprache heißt das:
A ≠ A.

- Fakten sind quantenlogisch immer Teile, denn sie gehen aus Quanten durch Teilung im Quantensprung hervor.
- Sie sind damit immer Summanden (Quant ist Summe + Mehr)
- und damit immer Teile einer Summe.

- Symptome als faktische Teilaussagen
- sind <u>nicht bleibende</u> physikalische Formen A und Anti-A.

- <u>Bleibender</u> ist die im Kontext C
- hintergründig wirksame Struktur des Quants.

Ein Symptom ist für sich (diskret)
- nicht bleibend und
- nicht identisch.

Nur im Kontext ist es von Bedeutung. Ein Mensch kann Warzen haben, sie verlieren, sie wieder bekommen, sie für eine lange Zeit wieder verlieren, sie periodisch wieder bekommen. So ist die Aussage, er habe Warzen, nichts Bleibendes.

- Der bleibende Kontext des Patienten
- ist demgegenüber deutlich bleibender,
- in diesem Fall die Tendenz zu oder das Interesse an Warzen.

Oder:
- Teile wie Symptome des Patienten
- sind deutlich weniger bleibend
- als sein Quant.

Somit ist ein neues Bleibendes entstanden, das identisch bleibt:

Auch in der Quantenlogik gilt A = A,
- aber A ist nun ein Quant
- und nicht mehr eine punktuelle Aussage.

Zur besseren Unterscheidung
- wird dieses A daher in dieser Quantenlogik mit A_q bezeichnet,
- der Satz der Identität folglich als $\mathbf{A_q = A_q}$.

Das Quant ist maximal bleibend.

- Fakten oder diskrete Teile
- alias Symptome

können dagegen aus dieser quantenlogischen Sicht wechseln. Sie können sich austauschen, alternieren, immer in Erfüllung der bleibenden mathematischen Form, wie in den Beispielen dargestellt (siehe 9.3.1 ff., deutlicher vielleicht noch in 17.1).

Das ist der große Unterschied zur Aristotelischen Logik.

Ist das Quant maximal annähernd bleibend,
so ist es annähernd weder austauschbar noch verwechselbar.
Es hat damit eine maximal annähernde Identität erhalten.

DER BEGLEITKOMMENTAR

Mit dem Begriff des Annähernden akzeptiert und formuliert die Quantenlogik eine untrennbare Wirklichkeit, in der nur das eine absolut Ganze selbstidentisch ist, absolut gesehen aber nicht die Ganzheiten oder Quanten.

- So anders als in der Klassik ist das aber gar nicht. Auch das klassische Teil ist nur eine Annäherung, hier an den Punkt, dessen postulierte Nullausdehnung es - absolut gesehen - ebenfalls nicht geben kann.
- Insofern erscheint es korrekt, Grenzwerte als solche zu kennzeichnen, um sie nicht paradigmatisch vergessen und verwischen zu lassen. Zudem sind Grenzwerte funktionale Begriffe und passen damit besonders gut in eine funktionale Logik und in eine quantenlogische Medizin, welche die Funktion an erste Stelle setzt.

22.3 Neue Widerspruchsgesetze

- Eine logische Struktur, die Identität besitzt
- wie ein Quant in der Quantenlogik,
- kann mit einer anderen verglichen werden.
- Beide können einander ähneln oder widersprechen.

27. Satz der Medizinischen Quantenlogik

Ein Quant kann nicht gleichzeitig
- existieren
- und nicht existieren.

Das wäre ein unzulässiger Widerspruch.

In der Formelsprache:
A_q kann nicht
- **A_q**
- **und gleichzeitig Nicht-A_q sein.**

(Der Satz vom Widerspruch für Quanten)

DER BEGLEITKOMMENTAR

Es muss in der Zukunft noch geklärt werden,
ob dieser Satz nur in Annäherung gilt.

Demgegenüber kann der aristotelische Satz des Widerspruches bezüglich Fakten in der Quantenlogik nicht mehr gelten. Dies folgt analog aus dem Satz der Nichtidentität von Teilen oder Fakten.

28. Satz der Medizinischen Quantenlogik

Ein Fakt <u>kann</u>
- gleichzeitig existieren
- und nicht existieren.

Das ist <u>kein</u> unzulässiger Widerspruch.

In der Formelsprache:
A kann

- **A sein**
- **und gleichzeitig Nicht- A.**

(Ungültigkeit des Satzes vom Widerspruch für Teile oder Fakten)

- In der Quantenlogik sind Fakten nicht eindeutig identisch.
- Damit sind sie nicht eindeutig identifizierbar.
- Deshalb können sie auch nicht eindeutig widersprüchlich sein.

- Das Bleiben des Quants verwässert also die Teilewelt.
- Deshalb hatte Aristoteles es als Drittes so strikt vermieden.

- Dafür hatte Aristoteles das Quant als Drittes verwässert,
- indem er die lokalen, diskreten Teile extrem betonte,
- mit dem Dritten schließlich nichts mehr anfing und es ausschließen musste.

- Ein Segen für die Technik.
- Ein Drama für die Medizin.

Aus der Erarbeitung der Komplementarität lässt sich der 6. Satz der Quantenlogik (siehe 12.2) ergänzen:

Ergänzung zum 6. Satz der Medizinischen Quantenlogik

Der höhere Informations-Wert
in widersprüchlichen Alternativen auftretender Fakten
(Komplementarität)

Fakten mit

- Widersprüchlichen

- Alternativen

haben einen höheren Informations-Wert.

Sie sind quantenlogisch wahrer,
weil der quantenlogischen Realität näher.

Als Beispiel aus der Geschichte der Medizin gelten in der Klassischen Homöopathie komplementäre Aussagen als entscheidend. Ihr Entdecker Samuel Hahnemann (1755 bis 1843) nannte sie „sonderliche Symptome“ (77), womit er allerdings nur deren Widersprüchlichkeit benannte. Der Kontext seiner Veröffentlichungen spricht dafür, dass er das Alternieren zumindest potentiell mit einbezog (122). Bedauerlicherweise blieb auch hier eine wissenschaftliche Differenzierung aus.

DER BEGLEITKOMMENTAR

Erstaunlicherweise erhält der Widerspruch, ausgeschlossen von Aristoteles wegen dessen Unverdaulichkeit in diskrete Teile, seinen Wert gerade wegen dieser strikt bleibenden Untrennbarkeit.

22.4 Ungültigkeit des Kommutativgesetzes der Addition

In der Quantenlogik wird das Dritte

- zu einer mathematischen Form,
- die Struktur ist und gibt
- als mathematische Information des Raumes (siehe 13.2).

Sie ist dynamische Ordnung des Raumes.

Das bedeutet in einer klassisch interpretierten Quantenlogik:

- A und Nicht-A sind nicht mehr zufällig angeordnet.

Strikte Quantenlogik geht noch weiter. Nun sind

- die mathematische Form und
- die scheinbaren Teile A und Nicht-A, nun Anti-A, eines (123),
- eine einzige, untrennbare, dynamische Struktur.

- Damit aber verliert das Klassische Kommutativgesetz der Addition in der Quantenlogik seine Gültigkeit.
- Setzt es doch voraus, dass vertauschte Teile informativ (mathematisch) gleichwertig seien.

- Nun aber sind Teile nicht mehr beliebig austauschbar,
- denn ihre Ordnung ist durch die mathematische Form vorgegeben und nicht mehr zufällig.
- Vertauschen ändert nun den Informationswert,
- die Information der räumlichen Anordnung.

29. Satz der Medizinischen Quantenlogik

Das Kommutativgesetz der Addition
ist in der Quantenlogik ungültig.

Die Reihenfolge der Betrachtung von Fakten ist nicht gleichgültig.
Sie sind nicht beliebig austauschbar.
Sie sind nicht willkürlich zusammengefügt = nicht addiert.
In der Formelsprache:
A + Nicht-A ≠ Nicht-A + A

Das lässt sich nun noch begreifbarer begründen, denn es gibt die Teile oder Fakten definitiv gar nicht mehr so wie zuvor. Sie verlieren in der Quantenlogik an Wahrheitswert gegenüber der mathematischen Form, sind durch deren übergeordnete Verbindung nicht mehr scharf voneinander getrennt.

Es ist, als seien die Teile miteinander verwoben, wie Ausläufer der mathematischen Form. Das ist die lokale Unschärfe.

Das Kommutativgesetz der Addition lässt sich also nicht mehr anwenden, weil dessen Voraussetzung entfallen ist, die absolut diskreten Teile oder Fakten.

- Alles ist ein Zusammenhang.
- Alles ist wie ein Einziges.
- Scharfe lokale Trennung von Teilen ist hier so wenig möglich
- wie in der Gefühlswelt.

- Dennoch ist die quantenlogische Sicht nicht weniger wirklich,
- so wenig wie die Welt der Gefühle.

DER BEGLEITKOMMENTAR

Der Test, ob das Kommutativgesetz der Addition voll gültig ist, zeigt sich in der Praxis oft als das schnellste Screening, ob Klassische oder Quantenlogik die Beobachtungen besser klären können.

K. Die quantenlogische, lebendige Welt

23. Quantensprung in Physik und Medizin

23.1 Quantensprung in der Physik

In der Physik geschieht das Ereignis des Übergangs
- aus der Welt des Quants
- in die faktisch messbare, aristotelisch getrennte Welt

sprungartig und plötzlich mit der Messung (siehe 15.1).

Ein solcher Quantensprung ist in der Quantenphysik
- einmalig und
- irreversibel.

Einmal gesprungen aus dem Quantenzustand,
bedeutet in der Physikalischen Quantentheorie
- das Zusammenbrechen des nichtlokalen Quants (Wellengleichung) und im Gegenzug
- das Erscheinen eines Teiles an einer einzigen Stelle.

Ob das Quant noch woanders lokalisiert, darüber gibt es einen speziellen Disput, die Viele-Welten-Theorie.

- Das Verschwinden des Quants mit der Messung ist vielfach beschrieben (siehe 14.4.5, 15.1).
- Messung bedingt aristotelische Sicht und Logik.
- Diese Sicht zu verlassen, um das Quant wieder wahrzunehmen, würde das Zulassen des Dritten fordern.
- Dieses Zulassen ist in der Psychologie (siehe 0.1, 7.3.2, 10.4) üblich,
- war aber in der Klassischen Naturwissenschaft paradigmatisch verbaut (siehe 10.4).

DER BEGLEITKOMMENTAR

Es ist MedizinerInnen wie Interessierten an der Quantenlogischen Medizin nur anzuraten, sich mit der vielfältigen Literatur zu den Entwicklungen auf dem Gebiet der physikalischen Quantentheorie zu beschäftigen. Es befruchtet und befreit das Denken in der Medizin.

23.2 Iterativ angenäherter Quantensprung

In der Medizin ist das grundsätzlich anders als in der Physik. Das liegt möglicherweise daran,

- dass die Medizin sich Quanten im Makrobereich zuwendet,
- die Physik aber Quanten im subatomaren Bereich.

- Das medizinisch erfassbare Quant zeigt wie das physikalische einen Gestaltungsimpuls, den zum Quantensprung (siehe 15.1).
- Es kommt aber lebenslang nicht endgültig dazu.
- Es zeigt sich vielmehr eine Iteration, wie dargelegt (siehe 10.3).

Iterationsverfahren

sind Näherungsverfahren,
um aus einer Näherungslösung
zu einer besseren Näherungslösung zu kommen. (19)

Dazu wird ein **Algorithmus** angewandt,
eine definierte Handlungsvorschrift. (19)

Näherungswerte werden verwendet,
wenn absolute Werte nicht erreicht werden können
oder nicht sinnvoll sind. (19)

Symptome zeigen funktional oder strukturell Wiederholungen (siehe 9.3.1 ff.). Chronisch rezidivierende Erkrankungen (124) sind nur ein auf eine bestimmte Krankheit eingeengtes Beispiel dafür.

Die Wiederholung zeigt
1. die fortbestehende Tendenz zu deren Verwirklichung
2. und

- dass die faktische Verwirklichung
- anders als beim Quantensprung der Physik

- nicht vollständig erfolgt ist,
- da das Quant fortbesteht.

Begründung:
- Das Quant als Interesse kann nicht absolut saturiert oder erfüllt sein, sonst wiederholte sich der Prozess nicht mehr.
- Das Quant als Interesse muss folglich weiter existieren.

30. Satz der Medizinischen Quantenlogik

Medizinische Quantensprünge sind
- **unvollständig und**
- **iterativ.**

Sie zeigen ein weiter erhaltenes, wirksames Quant.
Physikalische Quantensprünge geschehen sofort vollständig.
Das Quant ist danach nicht mehr messbar wirksam.

- Das ist ganz quanten-logisch. Denn auch nach einem Quantensprung bleibt das Quant erhalten, da Trennungen nie absolut sind (siehe 12.4).

- Quantenlogisch erscheint vielmehr das in der Physik postulierte völlige Auflösen des physikalischen Quants unwahrscheinlich. Logisch ist eine absolute Trennung nicht möglich. Damit scheint es sich beim physikalischen Quant um einen Grenzfall zu handeln, bei dem die Trennung „gegen absolut strebt".

Auch nach dem Quantensprung lässt sich Wirklichkeit alternativ
- quantenlogisch oder
- aristotelisch beobachten.

Der Quantensprung ist lediglich ein Entscheid zum aristotelischen Beobachten hin.

Das medizinische Quant kann wegen der ausgeprägteren Unvollständigkeit seines Sprunges leichter übersehen werden.

DER BEGLEITKOMMENTAR

Die Feststellungen der Iteration und der Unvollständigkeit des Quantensprungs erklären, warum in der biologischen Makrowelt kaum jemand an quantenlogische Prozesse gedacht hat, obwohl sie auf der Hand liegen.

24. Leben ohne Lebendiges

- Die Welt der fein säuberlich getrennten Kieselsteine,
- jeder für sich diskret bestimmt und katalogisiert,
- hat sich aufgelöst.

Genau dies war es, was Aristoteles vermeiden wollte:
Das Chaos.
Aber das Chaos zeigt sich als Information wirksam.
- Das heimliche Inter-esse ist nun als formgebend entlarvt.
- Es wird nicht mehr nur sekundär als Kraft identifiziert.
- Vielmehr geht die Dynamik primär von ihm aus.

Die Quantenlogik findet als einen **Allzusammenhang** das Ganze. Es existiert virtuell und kreativ.

- Primär faktisch lässt es sich nicht fassen.
- So ist es allein wie Leben ohne Lebendiges.

- Um Lebendiges zuzulassen („Schöpfung“),
- muss die Teilung des Ganzen akzeptierten werden,
- eigentlich ein quantenlogisches Tabu.

DER BEGLEITKOMMENTAR

Wir treffen hier auf eine abstrakte Quelle des Lebens.
Mediziner aber sind für Lebendige zuständig.

24.1 Kreation des Lebendigen durch Bruch des Lebens

Das eine Interesse, das eine Ganze muss sich zunächst quanteln, um lebendige Formen faktisch verwirklichen zu können.
Es muss annähernde Ganzheiten entstehen lassen.

Ganzheiten können sich dann iterativ faktisch ausdrücken, in unvollständigen Quantensprüngen.

- Dann entsteht die faktische, diskrete Welt isolierter Teile.
- Durch Iteration wird sie täglich neu erschaffen.
- Sonst versänke sie in zunehmender Vergangenheit.

- So gestaltet das Interesse eine Zukunft und gibt Sinn,
- immer aufs Neue,
- und zeigt sein Bleiben
- auch im Faktischen
- durch den bleibenden Sinn.

DER BEGLEITKOMMENTAR

Die Anwendung der Quantenlogik gestaltet eine Sicht der Dinge, die viele Trennungen in ihrer Striktheit wie die zwischen Geistes- und Naturwissenschaften aufheben dürfte. Wenn beide nur ein einziges Objekt haben, das sich nur verschiedenartig äußert, sind sie gleichwertig.

- Wenn psychische Äußerungen körperlichen objektiv gleichgestellt sind, sollten sie den gleichen mathematischen Strukturen folgen, wie bereits von Spinoza, Mach und anderen postuliert.
- Umgekehrt sollten körperliche Vorgänge Gesetzen gehorchen, die den psychischen analog sind. Es müssen sich die gleichen Gesetze nur in anderer Sprache finden lassen, wie abstrakte, eigenständige, formale Spiegelungen zwischen beiden (47).
- Ein „Wörterbuch", das beide verbindet, müsste wesentlich auf der Form oder Struktur beruhen, wie die Mathematik.
- Dass die **Form der entscheidende Ausdruck** zu sein scheint, setzt einen altgriechischen Prozess fort, man denke nur an Pythagoras (27) (siehe 5.6) und Euklid (125), den Isaac Newton in der Neuzeit begründet hat (126), als er mathematische Formeln zur Berechnung der Welt fand, die ohne ihren aktuellen Inhalt galten und zudem keine eigentliche Begründung für den Prozess gaben. Allein die Erfüllung der Form genügte. Letztlich hat Einstein (94) dies fortgesetzt, ebenso wie die Quantentheorie (127).
- Klassisch hat die Substanz Form, quantenlogisch ist sie Form (130).
- Nur in der Medizin hat dieses naturwissenschaftliche, abstrakte Denken bisher wenig Fuß gefasst.

25. Lebens-Zeit-Raum durch das Quant

25.1 Lebens-Zeit-Raum durch iterativen Quantensprung

- Lebenslang zeigen sich damit
- stetig wiederholte Annäherungen

- an ein offenkundig nicht absolut erreichbares funktionales Ziel.

- Bei einem unvollständigen Quantensprung existiert das Quant weiter.
- Fortbestehend kreiert und füllt es ein Intervall
- bis zu einem möglichen (?) vollständigen Quantensprung,
- der erkennbar sein müsste als ein extreme Faktizität kreierendes Ereignis.

- Dies dürfte, wenn überhaupt möglich und fassbar, am ehesten der Tod sein, da er körperlich am wenigsten Zukunft und dementsprechend extreme Faktizität hat (siehe 16.1 f.).

Damit endete hier das Interesse an einer Fortsetzung der Iteration in dieser Lokalisation. Das Quant wäre quantenlogisch wieder nichtlokalisiert oder, wie in der Quantentheorie postuliert, in einem Viele-Welten-Kosmos.

- Neben dem räumlichen Interesse oder Intervall
- entsteht hier also auch ein zeitliches.

So gestaltet das Quant in der Medizinischen Quantenlogik

- einen umschriebenen Raum und
- eine umschriebene Zeit.

Es zeigt in der Medizin

- eine exakt lebenslang messbare Dauer.
- Lebenszeit ist also einer seiner Parameter.

Es wirkt wie eine

- zeitlich und räumlich
- passager isolierte Insel im absoluten Ganzen.

DER BEGLEITKOMMENTAR

Trotz aller Iterationen oder vielmehr in ihnen zeigt sich hier etwas Ruhiges und klar Bleibendes das Leben hindurch, das jene Ruhe ausstrahlt, die auch von einer auf dieser Logik basierenden Medizin ausgeht.
Das ist ein deutlicher Gegensatz zu der ameisenfleißigen Klassischen Medizin, die ständig variierend vielerorts lokale Teile repariert.

25.2 Lebens-Zeit-Raum als räumliche Abgeschlossenheit

Das Quant zeigt auch in seiner medizinischen Faktizität räumliche Abgeschlossenheit.

- Lebewesen verwirklichen diese „ab ovo", also ab Zeugung.
- Jede Zelle baut eine Membran auf.
- Der Mensch als Ganzes wiederum ist abgeschlossen durch seine und in seiner Haut.

- Quant bedeutet räumliche und zeitliche Abgeschlossenheit
- durch einen funktionalen Zusammenhang.
- Quant ist (!) ein Lebens-Zeit-Raum.

DER BEGLEITKOMMENTAR

Dieser Aspekt spielt in der Quantenlogischen Medizin eine große Rolle. Ringen biologische Wesen doch um ihre Abgeschlossenheit und sind andererseits – komplementär – auf steten Austausch angewiesen. Das gibt den Boden für vielfältige Störungen.

25.3 Lebens-Zeit-Raum als Entwicklung aus dem Jetzt

An einem Quant werden klassisch gesehen in der Medizin komplementäre Interessen deutlich:
1. Das grundsätzliche Interesse in Richtung auf einen Klassischen Quantensprung, aber auch
2. ein Interesse an der Unvollständigkeit von dessen Umsetzung (siehe 25.1), da sonst der Quantenzustand aus klassischer Sicht endete.

Der daraus entstehende Prozess heißt Entwicklung,
als würde etwas ausgewickelt.

- Das Ziel muss in diesem Begriff also bereits vorhanden sein
- und nur ausgewickelt, entkleidet werden,
- sich in seiner eigentlichen Form gestalten.

- Entwicklung ist also das
- Zeigen einer eigentlich bereits vorhandenen Form,
- die doch zukünftig ist.
- Virtuelles wird faktisch,
- mathematische Form wird physikalische,
- um sich als deren mathematische Form dort wieder zu zeigen.
- Mathematische Form wirkt wie zeitlos, ist da
- und muss doch formen, um wirksam zu sein,
- immer im jeweiligen Jetzt.

- Im Jetzt als Interesse sind Gestern und Morgen komplementär.
- Das kennzeichnet es klassisch als Quant.
- Dieses Interesse kreiert quantenlogisch Raumzeit und Leben.
- Es formt die Raumzeit zwischen Gestern und Morgen,
- die nichts zu sein scheint und doch alles ist.

- Das Interesse, also auch das Jetzt,
- wird durch den Beobachter kreiert (siehe 11.2).

- Das wird am Jetzt besonders deutlich.
- Das Jetzt zeigt gegenüber dem Gestern und dem Morgen
- in der Klassischen Physik keinen Unterschied (128).
- Für uns gläubige Physiker hat der Unterschied von Vergangenheit, Gegenwart und Zukunft nur den Charakter einer, wenngleich hartnäckigen, Illusion, schrieb Einstein (128).
- Und doch ist die Gegenwart der einzige Zeit-Raum des Veränderbaren.

- Der Beobachter bleibt also der latente Initiator des Geschehens.
- Es spricht nichts dafür, dass hier ein spezifisches Bewusstsein gefordert ist,
- nur der formale Akt des Bewusstseins,
- ein bewusstes Beobachten.

- Dies ungestört vorzunehmen ist aber hohe Forderung genug.

DER BEGLEITKOMMENTAR

Beobachter und Jetzt sind Fragen, welche die Physik der Medizin ungelöst vererbt hat. Das Jetzt ist der Moment, in dem der Mensch sich wohl oder gesund fühlt – oder auch nicht. Damit ist er für den Arzt ungleich wichtiger als für den Physiker. Als Empfindung ist er eine Äußerung des Menschen, der das primäre Objekt der Humanmedizin ist. Der Mediziner sollte daher zur Lösung dieser Frage zumindest wesentlich beitragen können.

26. Interesse und Abstraktion als primum movens

- Dieser funktionale Raum zieht vom Gestern ins Morgen,
- auch wenn er immer das Jetzt bleibt,

- wie eine mächtige Kraft,
- der sich niemand entzieht.

- Der Mensch als Ganzes scheint darin
- sich entwickelnd bewegt zu werden,
- wie motiviert oder inter-essiert zu werden.

- Er nennt es Sinn.
- Sinn ist abstrakt wie Interesse.
- Beide sind offenkundig nur verschiedene Namen des Motors des Seins,
- das erste Bewegende, primum movens.

- Abstraktes regiert diese angeblich so materielle Welt
- wie die Mathematik die Naturwissenschaften.

- Abstraktion ist Potenzierung.
- Sie ist Distanzierung,
- weil durch Wegnahme von untergeordneten Quanten
- die funktionalen Zwischenräume größer werden.
- Das erhöht das Inter-esse.

Kein Wunder, dass Abstrakta generell faszinieren. Man denke nur an die Faszination der Abstraktionen Albert Einsteins oder Picassos sowie des Traumes von der einen Weltformel, die schon fast religiösen Charakter annimmt.

Interesse hat etwas mit der Faszination gemein. Fascinare kommt aus dem Lateinischen und heißt behexen.
Es kommt von fascinum, neutrum (!), das männliche Glied (17). Das ist kein Zufall. Es geht um ein verbindendes Glied, das Zusammenhang, Kontext, Interesse, Ganzheit kreiert.

- Es scheint, als strebe alles nach einem Sinn als Abstraktum.
- Von Interesse und mathematischer Form, einem Sinn, motiviert,
- ist alle Dynamik wie eine Suche nach dessen Vollendung.

Der Sinn erscheint wie bei Pythagoras als Ausformung einer abstrakten Form. Schon Newtons Gesetze zeigen, dass es in der Welt um eine Erfüllung von und in Formen geht. Doch bleibt es nicht dabei. Auch in der Physik lässt sich die Form wieder formal begründen, bis hin zu dem einen Weltgesetz. So gibt das Weltgesetz als das Gesetz des einen Ganzen sein Interesse über die Formen weiter.

Was für die Physik längst Regel ist, wird einer in physikalischen Dimensionen erfolgreichen Medizin nicht weiter fremd bleiben:

Die Welt formt sich abstrakt.

DER BEGLEITKOMMENTAR

Der Sinn der Medizin ist ihr vorgegeben: Die Gesundheit des Patienten. Er ist umso faszinierender, als das Objekt des Arztes ein Mensch ist wie der Arzt selbst. Quantenlogik bedeutet höchsten Respekt vor dem Menschen als Ganzem, der nun nicht mehr nur als chemische Maschine nach Descartes, sondern zusätzlich in all seinen Ausprägungen bis hin zu der des hohen Kulturwesens in der Quantenlogischen Medizin Eingang findet. Arztsein als Quantenlogischer Mediziner ist ein faszinierender Beruf.

26.1 Abstrakte Heilung als Frucht der Quantenlogik

In dieser sich dynamisch formenden Welt wirken Symptome wie nicht perfekt eingefügte Bauteile. Sie passen nicht in das Gesamtgetriebe, als arbeiteten sie nur für sich und ohne übergeordnete Funktion.

Man könnte meinen, Symptomen sei

- das übergeordnete Interesse alias Quant als
- der Sinn für das Ganze verloren gegangen.

- Sammelt man jedoch die Symptome und abstrahiert sie funktional, wie in den in diesem Buch dargestellten Beispielen nur ansatzweise dargestellt, so zeigt sich
- in der komplementären Aufstellung der Symptome
- doch die Existenz eines einzigen, übergeordneten Quants.

Noch mehr lässt erstaunen, dass

- exakt dieses Quant
- auch noch nach erfolgreicher Behandlung
- den Patienten bestimmt.

Genau dieses Quant zeigt sich dann – und nun sinn-voll – in seinem Charakter, seinen Produkten und Interessen. Das Quant in den Symptomen des Patienten scheint also das spezifische des Patienten und kein anderes zu sein.

Warum zeigt sich dieses Quant

- am Kranken
- wie am Gesunden?

Wo soll dann der Unterschied zwischen beiden Zuständen liegen?

Eines von sicherlich mehreren Modellen liegt nahe. Die Aussage wird stimmig, wenn man davon ausgeht, dass die in den Symptomen aktiven Funktionen

- zunächst vom übergeordneten Quant intendiert und ausgelöst sind, also wie im gesunden Zustand seinem Interesse ursprünglich entsprechen,
- es aber nachfolgend zu einem Wirkverlust von dessen strukturierendem Interesse gekommen ist,

als liege ein Übergewicht bei

- ▶ dem Interesse zum Quantensprung hin
- ▶ gegenüber dem der Erhaltung des Quants.

Damit ginge den in den Symptomen wirksamen Funktionen räumliche wie zeitliche Ordnung aus dem übergeordneten Quant verloren. Sie würden funktional distanzierter und diskreter und fielen deshalb auf.

Das übergeordnete Quant geht jedoch keineswegs völlig verloren, wie dies bei einem Quantensprung der Fall wäre. Es bleibt genügend Interesse und mathematische Funktion, um die Struktur wenigstens ähnlich der eigentlichen und sinnvollen, aber eben nur ihr ähnlich, zu verwirklichen.

- So finden sich Symptome wie versprengte Funktionen,
- die anderseits dort, wo sie eigentlich funktionieren sollten, fehlen.

Das übergeordnete Quant, das alles ordnet, scheint bei Symptombildung also eine Funktionsminderung zu erfahren. Es kommt in deren Folge zu nur annähernder Formgestaltung und nicht am richtigen Ort und / oder zur richtigen Zeit.

Die Funktion des Symptoms scheint damit ursprünglich sinnvoll, aber nun in gestörter Beziehung zum Kontext und deshalb an falscher Stelle verwirklicht – und im komplementären Gegenzug an der richtigen, sinnvollen als fehlend.

Dieses Denkmodell erklärt die Beobachtungen und Daten, die sich an Patienten in der Quantenlogischen Medizin regelmäßig finden lassen (129, 2).

Bildhaft erscheint ein Symptom wie eine Gruppe von Schülern von Michelangelo, welche die genauen Vorstellungen des Meisters verloren hat und doch an seinem Bild mitmalt. Manche Teilzeichnung fällt nun sonderbar auf wie ein Symptom, weil sie – für sich vielleicht durchaus stimmig – zu sehr Teil und damit aus der Sicht des Ganzen nicht richtig positioniert ist, weil die Gruppe nicht weiß, wo Michelangelo aus seiner Ganzheit heraus den richtigen Ort oder die richtige Zeit sieht.

Symptome könnten analog vorgestellt werden

- fälschlich verschobenen Vektoren,
- wenn man von deren nur punktueller Zielgestaltung absieht
- und sie stattdessen in ein Forminteresse übersetzt.

- Dann sind deren Länge (Interesse)
- und Richtung (mathematische Form) stimmig.

- Aber der lokale Ansatzpunkt der Vektoren
- oder ihr Zeitpunkt
- oder auch beide scheinen falsch zu sein.

Quantenlogische Medizin

- muss also nur diese beiden Daten ändern,
- um das Interesse an Krankheit
- zu einem an Gesundheit umzusetzen oder umzulenken,
- das Quant freizusetzen.

- Folglich kann die Quantenlogische Medizin die Daten des Interesses den Symptomen entnehmen,
- muss diese nur aus ihrem falschen physikalischen Ansatzpunkt oder Zeitpunkt lösen und freisetzen,
- um sie als quantenlogisches Heilmittel einzusetzen.

- Aus dem Zeitpunkt und Ortspunkt herauslösen
- heißt abstrahieren.

- Dann bleiben mathematische Form und Interesse
- aus dem abstrahierten Symptom,
- die identisch sind mit denen des gesunden, ganzen Menschen.
- Bei exakter Abstraktion aus allen Symptomen hat man das höchste Quant gefunden.
- Man verdrängt damit nicht (siehe 14.4.10).

- Dann ist das Quant
- als Gestaltungsimpuls
- zur Heilung gefunden.

- Quantenlogisch verspricht dies unerhörte Heilungschancen mit physikalischer Sicherheit.
- An zahlreichen Einzelfällen kann der Autor dies bereits feststellen, und zwar umso eher, je genauer er gearbeitet hat.

- Es muss sich zeigen, welche Höhe der Erfolg mit zunehmend präziser, mathematischer Genauigkeit der Erarbeitung auch der Regeln der Medizin und der Arzneimittelbilder erreicht.

- So dürfte der quantenlogische Weg der Medizin aussehen.
- Der mühevolle Weg dieser Logik war also nicht umsonst.
- Logik muss Früchte tragen,
- in unserem Fall heilende.

- Das Interesse ist bleibend.
- Der Mensch entgeht nicht dessen Verwirklichung.
- Denn er ist dessen Verwirklichung.

- Verwirklicht er es nicht,
- so verwirklicht es in ihm Symptome.

Darüber lässt sich ein ganzes Buch schreiben.
Das aber wird der nächste Schritt (131).

Schläft ein Lied in allen Dingen,
die da träumen fort und fort,
und die Welt hebt an zu singen,
triffst Du nur das Zauberwort.

Joseph Freiherr von Eichendorff

DER BEGLEITKOMMENTAR

Wer?

wird jetzt noch primär lokal behandeln,
wenn er das verstanden hat?

27. Anhang

27.1 Definitionen der Medizinischen Quantenlogik

Absolut heißt
losgelöst, unabhängig, also frei von fremden Einwirkungen und deshalb in sich ruhend, abgesichert.

Abstraktion
ist in klassisch-logischer Definition
eine Abbildung der Wirklichkeit, die man

- nach Abzug der nur für den Einzelfall geltenden spezifischen Strukturen
- unter Erhalt der allen Fällen des betrachteten Bereichs gemeinsamen, übergeordneten Strukturanteile erhält.

Quantenlogisch ist Abstraktion das Erkennen

- der alle Fälle verbindenden, gemeinsamen Funktion oder
- der in allen Fällen als Ganzheit wirksamen Funktion.

Ein **Algorithmus** ist eine definierte Handlungsvorschrift.

Das „**Alles**"
ist nur dadurch definiert, dass alles zu ihm gehört.
Es sind sonst keine Qualitäten messbar,
da eine Messung Vergleichbares bräuchte.

Aussagen sind

- sinnvolle sprachliche Äußerungen,

die entweder wahr oder falsch sind.

Begriffe sind

- sinnvolle, abstrakte Zuordnungen,
- die eine Gruppe von Elementen zusammenfassen.

Diskret
heißt abgesondert, unterschieden.

- Eindeutig getrennte, isolierte Aussagen
- nennt man in der Wissenschaft diskrete Aussagen.

Dissoziation
nannte Carl Gustav Jung
eine Distanzierung aus Parteien,
die eigentlich und ursprünglich zusammenhängen.

Erklärung
nennt man eine
nachträgliche,
synthetische und
virtuelle Vorstellung eines Zusammenhanges.

Faktisch heißt im wissenschaftlichen Gebrauch:
In der klassischen Wirklichkeit (der Teilewelt).

Ganzheiten
- sind mehr als die Summe ihrer Teile.

Ganzheiten sind dadurch gekennzeichnet, dass bei ihrem Zertrennen oder Zerfall etwas Wesentliches verloren geht.

Interesse *Historische Definition*
Samuel Hahnemann,
der kein wissenschaftliches Konzept der Entstehung
der von ihm festgestellten Wirkung alias Kraft veröffentlichte,
nannte diese Kraft **Dynamis**.
Sie ist historisch der Vorgänger des **Interesses** der Quantenlogik.

Interesse, *klassisch gesehen*
- kommt aus dem Lateinischen und heißt
- inter-esse = „Zwischen-Sein" oder „Das, was dazwischen ist".
- Es ist der Zwischenbereich zwischen den Widersprüchen,
- das von Aristoteles ausgeschlossene Dritte,
- der durch den Kontext gestaltet Raum.

Interesse, *quantenlogisch gesehen*
ist der selbst nichtlokale Formungsimpuls,
eine bestimmte mathematische Form zu verwirklichen
ohne eine primäre Festlegung lokaler Daten (Verschränkung).
Interesse ist Impuls zu einer Formung,
einer mathematischen Form immanent.

Iterationsverfahren
sind Näherungsverfahren,
um aus einer Näherungslösung
zu einer besseren Näherungslösung zu kommen.
Dazu wird ein Algorithmus angewandt,
das ist eine definierte Handlungsvorschrift.
Näherungswerte werden verwendet,
wenn absolute Werte nicht erreicht werden können
oder nicht sinnvoll sind.

„**Das Kommutativgesetz der Addition**":
Die Reihenfolge der Betrachtung von Aussagen ist gleichgültig.
A + Nicht-A = Nicht-A + A

Komplementär
nennt man zwei Einheiten A und Anti-A,
die sich aristotelisch **ausschließen**
(A und Nicht – A treten nie gemeinsam auf) und
zudem **Alternativen** darstellen
(A und Nicht-A treten im Wechsel auf).

Kontext
nennt man die Zusammenhänge mit der Umgebung,
die begleitenden Umstände.
Contextus bedeutet im Lateinischen
- wörtlich das Zusammengewobene, zusammengewoben.
- Als Substantiv kommt daraus der „Zusammenhang",
- als Adjektiv die Bedeutung „ununterbrochen" (17).

Kontinuum

1. Klassisch logisch, also bei Ausschluss des Dritten:
- Aristoteles definiert das Kontinuum als „**das zu teilen Mögliche**".

2. Quantenlogisch, also bei Zulassen des Dritten:
- Quantenlogisch ist das **Kontinuum** nicht ohne Verlust teilbar.
- Kontext geht verloren.

- **Damit ist absolutes Teilen des Kontinuums untersagt,**
- **um den Kontext zu erhalten.**

Die **Logik des Aristoteles** wird auch **Klassische Logik** genannt.

„Der Satz der Identität“:
Alles ist in sich identisch und verschieden von Anderen.

„Der Satz vom Widerspruch“:
A kann nicht gleichzeitig A und Nicht-A sein.

„Der Satz vom ausgeschlossenen Dritten“:
Es gilt entweder A oder Nicht-A,
eine weitere, dritte Möglichkeit wird nicht zugelassen.

„Der Satz vom zureichenden Grund“:
B folgt aus A, es baut auf ihm folgerichtig auf.
Wenn dann A nicht existiert, existiert B auch nicht,
da ihm seine Grundlage = A fehlt.
Wenn A aber existiert, muss B nicht notwendig folgen,
es kann aber folgen.

Die **Sätze einer Logik**
sind Postulate.
Sie sind keine Wahrheiten.
Man baut die Logik als Werkzeug auf,
indem man sich an die Sätze hält.

Eine **Messung**
- ist eine Beobachtung nach Trennung,
- eine trennende Beobachtung

im Sinne der Klassischen Physik,
die hierzu die Wirklichkeit in physikalische Größen trennt

Eine **Näherung**
ist ein Prozess
in Richtung auf ein Ziel, das nicht vollständig erreicht wird.

Als **Naturgesetze**
bezeichnet man bleibende, übergeordnete Zusammenhänge.
Sie haben paradigmatischen Charakter.

Nichtlokal heißt,
dass eine Information
nicht an einem bestimmten Ort ausschließlich lokalisierbar ist,
sondern gleichzeitig oder instantan an jedem Ort ist,
der das System betrifft.

Partikel ist der mathematische Punkt in der Physik, also eine Punktmasse und damit ein wie der Punkt klassisch ideales Objekt. Aber es ist ein idealisiertes Objekt, weil als Grenzwert definiert ist, nämlich als eine Masse, die keine Ausdehnung haben soll.

Ein **Punkt**
- hat keine Ausdehnung (Grenzwertdefinition),
- ist die kleinste, nicht mehr teilbare Einheit
(Funktionale Definition).

Quant *Historische, physikalische Definition*
- Bereiche eines Lichtkontinuums,
- die als Bereiche Teilequalität zeigten,
- weil sie nur in einer bestimmten Quantität oder einem Vielfachen davon auftreten,
- nannte Max Planck Quanten.

Quant *klassisch logische Definition*
Eine durch ihren Kontext zusammenhängende Menge,
die dadurch mit der Qualität als Eines oder Ganzheit auftritt,
heißt **Quant**, englisch Quantum.
Das Quant gewinnt die Qualität der Ganzheit in seinem Kontext.
Klassisch ist das Quant somit mehr als die Summe seiner Teile,
es ist klassische Summe plus Kontext.

Quant *quantenlogische Definition*
Ein Quant
ist „interessierte", selbstaktive, mathematische Formung.

Quantelung nennt man
eine Teilung von Zusammenhängen / Kontinua,
ohne sie in diskrete, isolierte Fakten zu überführen,
das heißt ohne Quantensprung.

Der Klassische **Quantensprung** bedeutet den
Sprung aus dem Kontext in die Einzeldaten.
Er entsteht aus klassischer Sicht durch klassische Messung.
Er zeigt die aristotelische Logik als Grenzfall der Quantenlogik durch Streben des Dritten oder Kontextes gegen Null.
Folglich bedeutet der Klassische Quantensprung aus klassischer Sicht den Verlust des Quants unter Gewinn von diskreten, also lokalisierten Einzeldaten.

Der **Inverse (umgekehrte) Quantensprung** ist der
Sprung aus den Einzeldaten in den Kontext.

Summanden
haben mathematisch den Charakter absoluter Teile.
Ihre einzige Beziehung ist die,

- dass sie zufällig nebeneinander in Position gekommen sind,
- also addiert sind.

Eine **Summe** besteht aus Summanden.
Summanden teilen sie in voneinander unabhängige Anteile.

Die physikalische Unschärferelation
definiert die Beziehung der Messbarkeit

- des **Ortes (Lokalität)** und
- des **Impulses (aus dem Interesse)**.

Nur jeweils eine von beiden Größen kann exakt gemessen werden.

Realität
Als **Klassische Realität** wird mit Carl Friedrich von Weizsäcker die bisher als Realität definierte Welt bezeichnet.
Als **Quantenrealität** wird hier das ungetrennt bleibende Kontinuum und die Welt der Quanten bezeichnet.

Reell heißt im wissenschaftlichen Gebrauch:
In der Wirklichkeit.

Synchronizität nach Carl Gustav Jung
- ist eine Form der Ursache,
- bei der kein anderer Faktor kausal nachweisbar ist
- als das zeitlich gemeinsame Auftreten.

Quantenlogische Unschärferelation oder Unbestimmtheit
nennt man die Beziehung zwischen dem durch Trennung entstandenen Informationsverlust über Zusammenhänge und dem gleichzeitigen Informationsgewinn über Einzelfakten.

1 Ur nach Carl Friedrich von Weizsäcker
bildet die kleinste Einheit der Quantenlogik aus aristotelischer Sicht.
Es ist nichtmathematisch am ehesten definiert
- als aus zwei sich ausschließenden Alternativen bestehend,
- also aus 1 komplementären bit.

„**Verdrängung**"
nennt man in der Quantenlogischen Medizin einen Vorgang,
bei dem nach Wegnahme der Ausformung
die Information oder mathematische Form sich wieder
an einem anderen Ort oder zu einer anderen Zeit in Form zeigt.

Verschränkung oder Quantenkorrelation
oder eine quantenlogische Korrelation nennt man Korrelation,
bei der A und Nicht-A, nun Anti-A, nicht separabel,
also verschränkt und damit nicht getrennt lokalisierbar sind.
Sie wird folglich erst vom Akt der klassisch trennenden Beobachtung (Messung) klassisch oder lokal bestimmt.

Virtuell wissenschaftlich: In der Vorstellung.

27.2 Kurzform der Sätze der Medizinischen Quantenlogik

1. Unschärfe und Schärfe sind in einer Logik reziprok.
Eine Schärfe wird immer mit einer Unschärfe erkauft.

2. Mit dem Verlassen der Aristotelischen Logik
wird der Ort verlassen (Nichtlokalität).

3. Das Dritte des Aristoteles wird zugelassen.

4. Der Kontext eines Objektes (A) umfasst
das Dritte und das Widersprüchliche (Nicht-A = das Zweite)
des Aristoteles.

5. Ein Kontext definiert den anderen. Kontexte definieren sich gegenseitig und strukturieren so einen Kontext.

6. Informationen aus dem Kontext definieren sich gegenseitig umso effektiver, aus je funktional distanzierteren oder inkonsistenteren Bereichen sie hervorgehen.
Fakten mit widersprüchlichen Alternativen haben einen höheren Informations-Wert.

7. Eine Menge, die in ihrem Kontext die Qualität der Ganzheit gewinnt, weil sie durch ihn verwoben ist wie in einer Multiplikation, heißt Quant, englisch Quantum.
Klassisch ist das Quant somit mehr als die Summe seiner Teile,
es ist klassische Summe plus Kontext.

8. Der letzte Teilungsschritt wird nicht zugelassen.

9. Komplementär nennt man zwei Einheiten A und Anti-A,
die sich aristotelisch ausschließen
(A und Nicht – A treten nie gemeinsam auf)
und zudem Alternativen darstellen
(A und Nicht-A treten im Wechsel auf).

10. Bleibend ist nur die mathematische Form,
nicht die Substanz.

11. Verschränkung oder Quantenkorrelation
wird eine Korrelation genannt,

- bei der A und Anti-A nicht separabel, also verschränkt
- und damit nicht getrennt lokalisierbar sind.

12. Das ursprünglich Dritte (C) ist

- ein Interesse an
- und wirksam in
- der Formung von A und Nicht-A, nun Anti-A,
- und damit der aristotelischen Substanz

13. Die Höhe des Konsistenzimpulses ist proportional
dem Trennungs- oder Distanzierungsimpuls des Beobachters.

14. In der nichtlokalen Abstraktion
(als Entzug aus der nur lokal gültigen Information)
zeigt sich die mathematische Form als das überlokal Bleibende.

15. Ein Quant ist
„interessierte“, selbstaktive mathematische Formung.

16. Der Klassische Quantensprung bedeutet den
Sprung aus dem Kontext in die Einzeldaten.
Er zeigt die aristotelische Logik als Grenzfall der Quantenlogik durch Streben des Dritten oder Kontextes gegen Null.
Er entsteht aus klassischer Sicht durch klassische Messung.
Er bedeutet aus klassischer Sicht den Verlust des Quants
unter Gewinn von diskreten, also lokalisierten Einzeldaten.

17. Der inverse (umgekehrte) Quantensprung ist der
Sprung aus den Einzeldaten in den Kontext.

18. Faktische Realität entsteht aus der Vergangenheit.
Das ist die Welt der aristotelischen Logik. Sie kennt Zeitpunkte.
Virtuelle Realität ist Tendenz in die Zukunft. Das ist die Welt der Quanten. Sie kennt keine Zeit-Punkte, sondern Interessen.

19. Quanten zeigen in der Quantenlogik eine funktionale Hierarchie mit einem einzigen höchsten Quant in jedem Funktionsbereich. Das ist jenes Quant, das sich dort, aber in keinem höheren Quant durchgehend in allen funktionalen Äußerungen nachweisen lässt.

20. In der Hierarchie der Quanten zeigt sich
eine unidirektionale Bestimmtheit
von oben nach unten.

21. Eine wie lebendige, interessierte, nichtlokale, abstrakte mathematische Form webt die quantenlogisch wahrgenommene Realität.

22. Quantelung nennt man
eine Teilung von Zusammenhängen / Kontinua,
ohne sie in diskrete, isolierte Fakten zu überführen,
das heißt ohne Klassischen Quantensprung.

23. Die Potenzierung ist die Umkehr der Quantelung.

24. In den Gesetzen der Quantenlogik
ersetzt das Quant grundsätzlich das Teil der Klassischen Logik.
Es ist die neue „Substanz", indem es sich selbst trägt,
in sich selbst begründet ist.

25. Das Quant
ist innerhalb seines Funktionsbereichs
am wenigsten abhängig von Raum und Zeit.
Weil es annähernd nichtlokal und maximal zeitlich bleibend ist,
ist es annähernd überall und immer mit sich selbst identisch.

26. Die Identität von Teilen oder Fakten bleibt in der Quantenlogik nicht erhalten.

27. Ein Quant kann nicht gleichzeitig existieren und nicht existieren. A_q kann nicht A_q und gleichzeitig Nicht-A_q sein.

28. Ein Fakt kann gleichzeitig existieren und nicht existieren.

29. Das Kommutativgesetz der Addition
ist in der Quantenlogik ungültig.

30. Medizinische Quantensprünge sind unvollständig und iterativ.

27.3 Sachregister

27.4 Namensregister

27.5 Anmerkungen

Nähere Angaben zu den zitierten Büchern siehe 27.6, Literatur.

(1) Weizsäcker, C. F. v.: Zeit und Wissen, S. 288
(2) Heisenberg, W.: Der Teil und das Ganze, S. 92; und (67)
(3) Köster, W.: Die Struktur der Quantenlogischen Homöopathie
(4) Weizsäcker, C. F. v.; Schmahl, F. W., Deutsches Ärzteblatt 2000: „Wenn bereits in der Naturwissenschaft als einer der Grundlagendisziplinen der Medizin eine Überwindung des Dualismus von Subjekt und Objekt erforderlich ist, bedeutet dies für den Arzt eine große Ermutigung, auch in seiner Wissenschaft und seinem Beruf zum Teil noch bestehende alte Denkstrukturen einer strikten Trennung von Subjekt und Objekt zu überwinden.“ „Häufig haben jedoch insbesondere Ärzte, die stark in der Naturwissenschaft als einer wesentlichen Grundlagenwissenschaft der Medizin verwurzelt sind, bei der rationalen Analyse ihres ärztlichen Handelns Schwierigkeiten, die Einbeziehung des Subjektiven innerlich zu bejahen.“
(5) Weizsäcker, C. F. v.: Die Tragweite der Wissenschaft
(6) Weizsäcker, C. F. v.: Zeit und Wissen, S. 355, und persönliche Mitteilung.
(7) Berichte von Ärzten des Master in Homöopathie der Universität Sevilla, www.medicina-quantica.es, auch Frankfurter Allgemeine Zeitung Nr. 33, 09.02.2004, S. 41
(8) Kuhn, T. S.: Die Struktur wissenschaftlicher Revolutionen
(9) Anzenbacher, A.: Einführung in die Philosophie, S. 236 f.
(10) Weizsäcker, C. F. v.: Die Tragweite der Wissenschaft, S. 366
(11) Eine Forderung bereits bei Samuel Hahnemann, Organon der Heilkunst, §145, Anmerkung 1
(12) Weizsäcker, C. F. v.: Persönliche Mitteilung 1996
(13) WHO: www.medizinauskunft.de/artikel/service/politik/18_10_chronisch_krank.php
(14) „Nimmt man also die Quantentheorie mathematisch ernst, so gibt es nach ihr in Strenge überhaupt keine getrennten Objekte, sondern nur *ein* Ganzes. Betrachtet man einen Ausschnitt aus der Welt, z. B. einen Atomkern, ein Molekül, einen Planeten, eine Galaxie, so ist jeweils dieser betrachtete Ausschnitt das Ganze ... In diesem Sinne ist Quantentheorie essentiell eine Physik der Ganzheit“. Weizsäcker, C. F. v.: Zeit und Wissen, S. 330. Auch ebenda S. 298, 301, 324.

(15) Heisenberg, W.: Der Teil und das Ganze. Hier: Aufzeichnung eines Gespräches zwischen Bohr und Chevritz; und Weizsäcker, C. F. v.: Zeit und Wissen, S. 350.
(16) Schultz, L.; Wagner, H.-F. (Hrsg.): Die Welt hinter den Dingen
(17) Bauer, H.; Bögel, Th.: Der Taschen-Heinichen, Lateinisch-Deutsch.
(18) Schroyens, F. (Hrsg.): SYNTHESIS - Repertorium homoeopathicum syntheticum.
(19) Duden: Basiswissen Schule Mathematik.
(20) Halliday, D.; Resnick, R.; Walker, J.: Physik, S. 2.
(21) Das zeigt sich auch in der Mathematik. Duden: Rechnen und Mathematik, S. 447.
(22) Duden: Basiswissen Schule Mathematik.
(23) Picasso mag als ein typisches Beispiel dafür gelten. Seine bewusste, innere Konfrontation mit dem Tod ließ ihn das Leben besonders intensiv leben und darstellen. Widmaier Picasso, O.: Picasso - Retratos de familia. Algaba: Madrid 2003.
(24) Duden: Basiswissen Schule Mathematik, S. 39.
(25) Duden: Basiswissen Schule Mathematik, S. 41.
(26) Duden: Das Herkunftswörterbuch.
(27) Mankiewitz, R.: Zeitreise Mathematik, S. 24.
(28) Anzenbacher, A.: Einführung in die Philosophie, und Windelband, W.; Heimsoeth, H.: Lehrbuch der Geschichte der Philosophie.
(29) Aristoteles: Philosophische Schriften 1, Erste Analytik, Kap. 32, 47a.
(30) Weizsäcker, C. F. v.: Die Tragweite der Wissenschaft, S. 369.
(31) Das Verständnis dieses Schrittes verdanke ich ganz wesentlich Carl Friedrich von Weizsäcker, der mich auf die Notwendigkeit und den Zweck der Mitteilbarkeit einer Logik hingewiesen hat.
(32) Aristoteles: Philosophische Schriften 5, Metaphysik, Buch IV, Kap. 3, §1005b, S. 68
(33) Ich danke Herrn Prof. Herbert Klima, Atominstitut der Universität Wien, für diesen Hinweis.
(34) Aristoteles: Philosophische Schriften 5, Metaphysik, Buch IV, Kap. 3, §1011b, S. 85
(35) Duden: Basiswissen Schule Mathematik, S. 40
(36) Weizsäcker, C. F. v.: Die Tragweite der Wissenschaft, SS. 371 ff.
(37) Bauer, H.; Bögel, Th.: Der Taschen-Heinichen, Lateinisch-Deutsch. Consistere = sich aufstellen.

(38) Aristoteles: Philosophische Schriften 5, Metaphysik, Zitat von Hesiod.
(39) Goethe, J. W. v.: Faust I, Z. 1349, S. 47.
(40) Duden: Das Herkunftswörterbuch, S.149.
(41) Duden: Das Bedeutungswörterbuch.
(42) Das wörtliche Original bei Aristoteles: „Wenn es aber so ist, wie es gefolgert wird, so ist die Prämisse nicht allgemein und ist vergänglich: vergänglich, weil nur, wenn die Prämisse es ist, auch der Schlusssatz es ist, nicht allgemein, die Folgerung von dem Subjekt bald gelten wird, bald nicht, sodass man nicht allgemein schließen wird, sondern nur für die Gegenwart." Aristoteles, Philosophische Schriften, Bd. I, Zweite Analytik, II 75 b, S. 18.
(43) Goethe, J. W. v., Faust I, ZZ. 1349-54, S. 47.
(44) Kuhn, T. S.: Die Struktur wissenschaftlicher Revolutionen, Kap. III, Das Wesen der normalen Wissenschaft.
(45) Jung, C. G.: „Worauf es vor allem ankommt, ist die Unterscheidung zwischen dem Bewusstsein und den Inhalten des Unbewussten". In Jaffé, A.: Erinnerungen, Träume, Gedanken von C. G. Jung, S. 190.
(46) Jung, C. G.: GW, Bd. 6, S. 525, § 915.
(47) Köster, W.: Spiegelungen zwischen Körper und Seele.
(48) Jung, C. G.: GW, Bd. 6, §§ 906, 907, S. 522.
(49) Bereits 1988 wies der Justitiar einer süddeutschen Ärztekammer den Autor darauf hin, dass die Medizin wissenschaftstheoretisch einer Erfahrungsheilkunde entspreche.
(50) Kuhn, T. S.: Die Struktur wissenschaftlicher Revolutionen, Kap. VII.
(51) Kuhn, T. S.: Die Struktur wissenschaftlicher Revolutionen, Kap. VI-VIII.
(52) Dies hat M. Porkert tiefgründig dargelegt.
(53) Ein typisches Beispiel ist die unbegründete und logisch schädliche Verquickung von wissenschaftlich unabhängigen Aussagen. So verbindet Samuel Hahnemann eine aristotelisch-logische Diätetik mit seinem essentiell quantenlogischen Denkmodell, z. B. S. Hahnemann, Organon der Heilkunst, §§ 11-16, und S. Hahnemann, Die chronischen Krankheiten.
(54) Jung, C. G.: Synchronizität als ein Prinzip akausaler Zusammenhänge, GW, Bd. 8, §§ 816 ff., SS. 457 ff.
(55) Pauli, W.: Der Einfluss archetypischer Vorstellungen auf die Bildung naturwissenschaftlicher Theorien bei Kepler, Naturerklä-

rung und Psyche, Studien aus dem C. G. Jung Institut IV, Rascher, Zürich 1952
(56) Jung, C. G.: Synchronizität als ein Prinzip akausaler Zusammenhänge, GW, Bd. 8, § 816, S. 459
(57) Kuhn, T. S.: Die Struktur wissenschaftlicher Revolutionen, Kap. V
(58) Persönliche, durchgehende Erfahrung des Autors bei seiner Lehrtätigkeit an der Universität Sevilla
(59) Heilbron, J. L.: Max Planck, Ein Leben für die Wissenschaft, 1858-1947
(60) Anonymisierte Originalfälle sind dem Verlag unter einer Codeziffer bekannt.
(61) Vinci, L. d., Das Abendmahl, um 1495-97, Milano, Santa Maria delle Grazie, Refectorio.
(62) Klassisch-homöopathisches Arzneimittelbild von Borax veneta. Symptome aus (18), bestätigt in der Erfahrung des Autors.
(63) Duden: Rechnen und Mathematik, S. 302.
(64) Kuhn, T. S.: Die Struktur wissenschaftlicher Revolutionen, Kap. IV, V.
(65) GEO 06/2006, S. 22: Gruner + Jahr Hamburg.
(66) Redondi, P.: Galilei, der Ketzer.
(67) Weizsäcker, C. F. v.: Zeit und Wissen, SS. 334, 780; und persönliche Mitteilung.
(68) Kuhn, T. S.: Die Struktur wissenschaftlicher Revolutionen, Kap. IV.
(69) Zitat auf Kalenderblatt zu Einsteins Todestag 18.04.1955.
(70) Weizsäcker, C. F. v.: Zeit und Wissen, auch S. 292.
(71) Heisenberg, W.: Der Teil und das Ganze, GW, Bd. I, S. 77.
(72) Mach, E.: Mechanik, 2. Kapitel, 6. Abschnitt, zitiert in Domenico Giulini, Das Problem der Trägheit, Fakultät für Physik, Universität Freiburg 2001.
(73) Weizsäcker, C. F. v.: Zeit und Wissen, v. a. SS. 306 ff.
(74) Weizsäcker, C. F. v.: Zeit und Wissen, Carl Hanser Verlag 1992, ISBN 3-446-16367-0, auch SS. 330, 349.
(75) Weizsäcker, C. F. v.: Zum Weltbild der Physik, SS. 281 ff., und Weizsäcker, C. F. v.: Zeit und Wissen, SS. 38, 189, 195.
(76) Weizsäcker, C. F. v.: Zeit und Wissen, auch S. 291 f., 328.
(77) Hahnemann, S.: Organon der Heilkunst, § 153.
(78) Wörtlich in der Arztpraxis des Autors notierte Reaktionen.
(79) Weizsäcker, C. F. v.: Zeit und Wissen, SS. 327 ff., 311 ff., 913 ff.

(80) Duden: Herkunftswörterbuch, S. 118
(81) Weizsäcker, C. F. v.: Zeit und Wissen, S. 357
(82) Halliday, D.; Resnick, R., Walker, J.: Physik, S. 1151
(83) Carl Gustav Jung wies darauf hin, dass Archetypen bereits bei ihrer (lokalen) Verwirklichung an ihrer vollumfänglichen Urqualität Verlust erleiden. Z. B. GW Bd. 6, §§ 772 f., S. 456 f.
(84) Der Autor hat mehrere große Kongresse der Homöopathie geleitet (www.medicina-quantica.es) und dazu weltweit bekannteste Vertreter der Klassischen Homöopathie versammelt, und nicht nur dort diesen Tatbestand konstatiert.
(85) Porkert, M.: Die theoretischen Grundlagen der Chinesischen Medizin; Studienaufenthalt des Autors 1984 am China Beijing International Acupuncture Training Center.
(86) Heisenberg, W.: Gesammelte Werke, Bd. 1, S. 70.
(87) Weizsäcker, C. F. v.: Zeit und Wissen, S. 259
(88) Fölsing, A: Albert Einstein: Eine Biographie.
(89) Homöopathisches Arzneimittelbild von Cactus grandifloris, Einzelsymptom aus (18).
(90) Mortimer, C. E.; Müller, U.: Chemie – Das Basiswissen der Chemie, S. 73.
(91) Halliday, D.; Resnick, R.; Jearl Walker: Physik, S. 94.
(92) Zukav, G.: Die tanzenden WuLi Meister, S. 39
(93) Weizsäcker, C. F. v.: Zeit und Wissen.
(94) Einstein, A.; Infeld, I.: Die Evolution der Physik.
(95) Vorgebahnt von Ernst Mach: Analyse der Empfindungen; ebenso von Spinoza, B. d., Ethik in geometrischer Ordnung dargestellt; auch in der Medizin wieder beachtet (96):
(96) Damasio, A. R.: Der Spinoza-Effekt. Drewermann, E.: Atem des Lebens
(97) Aristoteles: Philosophische Schriften.
(98) Zitiert in Jung, C. G.: GW, Bd. 9/1, Anmerkung zu § 5, S. 14.
(99) Zitiert in Zukav, G.: Die tanzenden Wu Li Meister.
(100) Hahnemann, S.: Organon der Heilkunst, § 9.
(101) Weizsäcker, C. F. v.: Persönliche Mitteilung; Genz, H.: Symmetrie, Bauplan der Natur.
(102) Weizsäcker, C. F. v.: Zeit und Wissen, S. 353.
(103) Halliday, D.; Resnick, R.; Walker, J.: Physik, S. 1118.
(104) Köster, W.: Ekzema heißt Herauswerfen, Referat auf dem Internationalen Homöopathie-Kongress für Chronische Krankheiten: Frankfurt 1998.
(105) Weizsäcker, C. F. v.: Zeit und Wissen, S. 68 u. a.

(106) Jung, C. G.: GW, Bd. 6, § 901, S. 518
(107) Altes Testament, 1. Buch Mose, Cap. 1.2.19 f.
(108) U. a. Studienaufenthalt des Autors 1984 am China Beijing International Acupuncture Training Center.
(109) Nicolis, G.; Progogine, I.: Exploring Complexity.
(110) Heisenberg, H.: GW Bd. I, S. 77.
(111) Zukav, G.: Die tanzenden WuLi Meister.
(112) Weizsäcker, C. F. v.: Zeit und Wissen, S. 292.
(113) Heisenberg, W.: Der Teil und das Ganze, GW, Bd. III, S. 92
(114) Weizsäcker, C. F. v.: Zeit und Wissen, SS. 301, 349.
(115) Weizsäcker, C. F. v.: Persönliche Mitteilung.
(116) Weizsäcker, C. F. v.: Zeit und Wissen, SS. 81 ff.
(117) Zeilinger, A.: Einsteins Schleier.
(118) Spontanbericht einer Patientin des Autors.
(119) Heilbron, J. L.: Max Planck - Ein Leben für die Wissenschaft 1858-1947.
(120) Hahnemann, S.: Zum Beispiel: Organon der Heilkunst, 5. Auflage § 270.
(121) Duden: Das Herkunftswörterbuch.
(122) Hahnemann, S.: Organon der Heilkunst, §§ 162 ff. Kommentiert in (3).
(123) Grundsätzlich findet sich dieses Denken bereits bei S. Hahnemann, Organon der Heilkunst, §15. Die quantenlogische Konsequenz, die Struktur des Patienten generell und nicht nur Symptome (77) komplementär zu sehen, ist in der Klassischen Homöopathie allerdings noch nicht ausdrücklich vollzogen. So konnten durch Anwendung der Klassischen Logik in der Geschichte der Homöopathie sogar Teile von Hahnemanns Errungenschaften wieder verloren gehen, am deutlichsten vielleicht in der Schule von Mathias Dorcsi (M. Dorcsi: Homöopathie, B1-6, Haug: Heidelberg 1970). Näheres in dem diesem Buch folgenden Buch des Autors über Die Struktur der Quantenlogischen Medizin.
(124) Rezidivierend heißt eine Krankheit, die nach Abheilung wieder auftritt; Psychrembel, Klinisches Wörterbuch.
(125) Mlodinow, L.: Das Fenster zum Universum, Eine kleine Geschichte der Geometrie, SS. 15 ff.
(126) Newton, I.: Principia mathematica. In: Die Klassiker der Physik, SS. 637 ff.
(127) Zeilinger, A.: Einsteins Spuk.
(128) „Für uns gläubige Physiker hat der Unterschied von Vergangenheit, Gegenwart und Zukunft nur den Charakter einer, wenn-

gleich hartnäckigen, Illusion", schrieb Albert Einstein wenige Wochen vor seinem Tod. Lebenslang hat Einstein sich damit auseinander gesetzt, warum das Jetzt ganz anders erlebt wird als das Gestern und das Morgen. Siehe Weizsäcker, C. F. v.: Zeit und Wissen, SS. 81 ff.

(129) Köster, W.: Referat „Psorinum", Internationaler Homöopathie-Kongress für Chronische Krankheiten, Stuttgart 5.-7.10.2001

(130) Weizsäcker, C. F. v.: Zeit und Wissen, S. 343

(131) Das Buch „Die Struktur der Quantenlogischen Medizin" erscheint im Sommer 2007 im gleichen Verlag.

27.6 Literatur

Al Khalili, J.: Quantum – Moderne Physik zum Staunen. Elsevier: München 2005.

Altes Testament. Gotta: Tübingen 1739.

Anzenbacher, A.: Einführung in die Philosophie. Herder: Freiburg i. Br. 2002.

Aristoteles: Philosophische Schriften. Felix Meiner: Hamburg 1995.

Bauer, H.; Bögel, Th.: Der Taschen-Heinichen, Lateinisch-Deutsch. B. G. Teubner: Leipzig 1957.

Chown, M.: Warum Gott doch würfelt. dtv: München 2005.

Damasio, A. R.: Der Spinoza-Effekt. List-Verlag der Ullstein Buch: Berlin 2005.

Drewermann, E.: Atem des Lebens. Patmos: Düsseldorf 2006

Dudenredaktion (Hrsg.): Rechnen und Mathematik. Bibliographisches Institut & F. A. Brockhaus: Mannheim 2000.

Dudenredaktion (Hrsg.): Basiswissen Schule Mathematik, Duden: Mannheim Leipzig Wien Zürich 2001.

Dudenredaktion (Hrsg.): Das Herkunftswörterbuch. Duden: Mannheim, Leipzig, Wien, Zürich 2001.

Dudenredaktion (Hrsg.): Das Bedeutungswörterbuch. Duden: Mannheim Leipzig Wien Zürich 2002.

Einstein, A.; Infeld, L.: Die Evolution der Physik. RoRoRo: Hamburg 1956.

Feynman, R. P.: QED – Die seltsame Theorie des Lichts und der Materie. Piper: München 1988.

Feynman, R. P.: Vom Wesen physikalischer Gesetze. Piper: München 1990.

Fölsing, A: Albert Einstein: Eine Biographie. Suhrkamp: Frankfurt 1993.

Frankfurter Allgemeine Zeitung Nr. 33, 09.02.2004: Frankfurt.

Genz, H.: Symmetrie, Bauplan der Natur. Piper: München Zürich 1987.

GEO. Gruner + Jahr: Hamburg 06 / 2006.

Görnitz, T.: Quanten sind anders. Spektrum: Heidelberg Berlin 1999.

Goethe, J. W. v.: Faust I. Beck: München 1989

Hahnemann, S.: Die chronischen Krankheiten. Der theoretische Teil in: Die Theorie der chronischen Krankheiten, Barthel und Barthel: Nendeln 1999.

Hahnemann, S.: Organon der Heilkunst. 5. Auflage 1833, in: Samuel Hahnemann, Organon-Synopse, bearb. v. Bernhard Luft und Matthias Wischner, Karl F. Haug: Heidelberg 2001.
Hahnemann, S.: Organon der Heilkunst. Textkritische Ausgabe der 6. Auflage, bearb. u. hrsg. v. Josef M. Schmidt. Karl F. Haug: Heidelberg 1999.
Halliday, D.; Resnick, R.; Walker, J.: Physik. Wiley-VCH: 2003.
Heilbron, J. L.: Max Planck, Ein Leben für die Wissenschaft, 1858-1947. S. Hirzel: Stuttgart 1988.
Heisenberg, W.: Gesammelte Werke (GW). Piper: München Zürich 1984.
Heisenberg, W.: Der Teil und das Ganze. dtv: München 1988.
Hey, T.; Walters, P.: Das Quantenuniversum – Die Welt der Wellen und Teilchen. Spektrum: Heidelberg 1998.
Jaffé, A. (Hrsg. und aufgez.): Erinnerungen, Träume, Gedanken von C. G. Jung. Walter: Olten Freiburg i. Br. 1986.
Jung, C. G.: Gesammelte Werke (GW). Walter: Olten 1971.
Köster, W.: Ekzema heißt Herauswerfen. Referat auf dem Internationalen Homöopathie-Kongress für Chronische Krankheiten: Frankfurt 1998.
Köster, W.: Psorinum. Referat auf dem 2. Internationalen Homöopathie-Kongress für Chronische Krankheiten: Stuttgart 2001.
Köster, W.: Die Struktur der Quantenlogischen Homöopathie. Kongressausgabe Medicina Quantica de España: www.medicina-quantica.es 2003.
Köster, W.: Spiegelungen zwischen Körper und Seele, Karl F. Haug in MVH: Heidelberg 1993, 2001, 2006.
Kuhn, T. S.: Die Struktur wissenschaftlicher Revolutionen. Suhrkamp: Frankfurt a. M. 1967 / The Structure of Scientific Revolutions, The University of Chicago Press: Chicago 60637 1996.
Mach, E.: Analyse der Empfindungen. Wissenschaftliche Buch: Darmstadt 1991.
Mach, E.: Mechanik. Zitiert in: Domenico Giulini, Das Problem der Trägheit: Fakultät für Physik, Universität Freiburg 2001.
Mach, E.: Erkenntnis und Irrtum – Skizzen zur Psychologie der Forschung. rePRINT und Parerga: Berlin / Düsseldorf 2002.
Malin, S.: Dr. Bertlmanns Socken – Wie die Quantenphysik unser Weltbild verändert. Reclam: Leipzig 2003.
Mankiewitz, R.: Zeitreise Mathematik. VGS: Köln 2000.
Mlodinow, L.: Das Fenster zum Universum, Eine kleine Geschichte der Geometrie, Campus: Frankfurt 2002.

Mortimer, C. E.; Müller, Ulrich: Chemie - Das Basiswissen der Chemie. Georg Thieme: Stuttgart, 1973.

Neffe, J.: Einstein – Eine Biographie. Rowohlt: Reinbek bei Hamburg 2005.

Newton, I.: Principia mathematica. In: Die Klassiker der Physik, ausgewählt und eingeleitet von Stephen Hawking. Hoffmann und Campe: Hamburg 2004, SS. 637 ff.

Nicolis, G.; Prigogine, I.: Exploring Complexity. W. H. Freeman and Co.: New York 1939/1989.

Pauli, W.: Der Einfluss archetypischer Vorstellungen auf die Bildung naturwissenschaftlicher Theorien bei Kepler. In: Naturerklärung und Psyche, Studien aus dem C. G. Jung Institut IV. Rascher: Zürich 1952.

Porkert, M.: Die theoretischen Grundlagen der Chinesischen Medizin. Hirzel: Stuttgart 1982.

Prigogine, I., In: Nicolis, G.

Psychrembel, W. und Redaktion des Verlages: Klinisches Wörterbuch. Walter De Gruyter: Berlin, New York 2002.

Redondi, P.: Galilei, der Ketzer. C.H. Beck: München 1991.

Röthlein, B.: Die Quantenrevolution – Neue Nachrichten aus der Teilchenphysik. dtv: München 2004.

Scheibe, E.: Die Philosophie der Physiker. Beck: München 2006.

Schroyens, F. (Hrsg.): Synthesis - Repertorium homoeopathicum syntheticum. Ed. 9.1. Hahnemann Institut: Greifenberg, 2005.

Spinoza, Baruch de: Ethik in geometrischer Ordnung dargestellt. Lateinisch-Deutsch. Meiner: Hamburg 1999

Schultz, L.; Wagner, H.-F. (Hrsg.): Die Welt hinter den Dingen. Wiley-VCH: Weinheim 2006.

Vinci, L. da: Das Abendmahl, um 1495 - 97, Milano, Santa Maria delle Grazie, Refectorio. In: Zöllner, F.: Leonardo da Vinci. Taschen: Köln 2003.

Weizsäcker, C. F. v.: Die Tragweite der Wissenschaft. S. Hirzel: Stuttgart 1990.

Weizsäcker, C. F. v.: Zum Weltbild der Physik. S. Hirzel: Stuttgart, 1990.

Weizsäcker, C. F. v.: Zeit und Wissen. Carl Hanser: 1992.

Weizsäcker, C. F. v; Schmahl, F. W.: Deutsches Ärzteblatt 2000; 97: A 165-167 (Heft 4)

Windelband, W., Heimsoeth, H.: Lehrbuch der Geschichte der Philosophie. J. C. B. Mohr (Paul Siebeck): Tübingen 1957.
www.medizinauskunft.de/artikel/service/politik/18_10_chronisch_krank.php
Zeilinger, A.: Einsteins Schleier – Die neue Welt der Quantenphysik. C. H. Beck: München 2005.
Zeilinger, A.: Einsteins Spuk. Bertelsmann: München 2005.
Zukav, G.: Die tanzenden Wu Li Meister. Rowohlt Taschenbuch: Reinbek b. Hamburg 1993.

Weitere Veröffentlichungen des Autors (Stand 01/07)

Diese Bücher, DVDs und CDs erhalten Sie auch direkt über
Quantum Logic Medicine
D 60596 Frankfurt am Main, Burnitzstrasse 69
www.quantum-logic-medicine.de

- **Bilderbuch der Quantenlogik**
  Geplanter Erscheinungstermin Sommer 2007

- **Die Struktur der Quantenlogischen Medizin**
  Geplanter Erscheinungstermin Sommer 2007

- **Spiegelungen zwischen Körper und Seele**,
  3. überarb. Auflage 2006, Haug Verlag im Trias Verlag Stuttgart,
  ISBN 13: 9783830422167

- **Kamingespräche zu einer Quantenlogischen Medizin**
  Populärwissenschaftliche Gedanken zu den Beziehungen zwischen Medizin und dem Denken der modernen Physik, 1998
  2. revidierte Auflage, Geplanter Erscheinungstermin Frühjahr 2007

- **Hahnemann und C.G. Jung – Ein Denkmodell zur Homöopathie**
  Eine funktionale Erklärung der Homöopathie, 1991
  3. revidierte Auflage, Geplanter Erscheinungstermin Frühjahr 2007

- **Kranke Kinder homöopathisch heilen**
  4. Auflage 2004, Rowohlt-Verlag Reinbek, ISBN 978-3-499-60151-4

- **DVD: Sein letztes Interview**
  Interview von Dr. Edward Whitmont, einem der bekanntesten homöopathischen Ärzte seiner Zeit, mit dem Autor. Geplanter Erscheinungstermin Frühjahr 2007

- **CD: Miasmen – eine neue Methode, sie sicher und leicht zu erkennen**. Eröffnungsvortrag von Prof. Dr. med. Walter Köster auf dem 4. Internationalen Homöopathiekongress für Chronische Krankheiten in Leipzig 2003. Originalaufnahme. Geplanter Erscheinungstermin Frühjahr 2007

ALLE BÜCHER VON PROF. DR. MED. WALTER KÖSTER
ERHALTEN SIE AUCH DIREKT ÜBER UNS:

QUANTUM LOGIC MEDICINE
www.quantum-logic-medicine.de
Burnitzstrasse 69, D 60596 Frankfurt am Main

Immer neue Informationen,
auf Deutsch, Spanisch und Englisch
über neue Bücher, DVDs, Vorträge, Ausbildungen des Autors